ICU成人重症肺炎
规范诊疗手册

组织编写　ICU重症肺炎规范诊疗协作组

名誉主编　瞿介明　曹　彬

主　编　詹庆元　梁宗安　解立新

副主编　贺航咏　吴小静　黄琳娜　潘　盼

U0376256

人民卫生出版社
·北京·

图书在版编目（CIP）数据

ICU 成人重症肺炎规范诊疗手册 / ICU 重症肺炎规范诊疗协作组组织编写 . -- 北京 ： 人民卫生出版社，2024.8（2025.1重印）. -- ISBN 978-7-117-36690-8

I . R563.1-62

中国国家版本馆 CIP 数据核字第 2024ST5262 号

人卫智网	www.ipmph.com	医学教育、学术、考试、健康，	
		购书智慧智能综合服务平台	
人卫官网	www.pmph.com	人卫官方资讯发布平台	

ICU 成人重症肺炎规范诊疗手册
ICU Chengren Zhongzheng Feiyan Guifan Zhenliao Shouce

组织编写：ICU重症肺炎规范诊疗协作组
出版发行：人民卫生出版社（中继线 010-59780011）
地　　址：北京市朝阳区潘家园南里 19 号
邮　　编：100021
E - mail：pmph @ pmph.com
购书热线：010-59787592　　010-59787584　　010-65264830
印　　刷：天津市光明印务有限公司
经　　销：新华书店
开　　本：889 × 1194　1/32　印张：2.5　插页：4
字　　数：52 千字
版　　次：2024 年 8 月第 1 版
印　　次：2025 年 1 月第 2 次印刷
标准书号：ISBN 978-7-117-36690-8
定　　价：58.00 元
打击盗版举报电话：010-59787491　**E-mail**：WQ @ pmph.com
质量问题联系电话：010-59787234　**E-mail**：zhiliang @ pmph.com
数字融合服务电话：4001118166　**E-mail**：zengzhi @ pmph.com

编　者（以姓氏汉语拼音为序）

包志瑶　上海交通大学医学院附属瑞金医院

陈　成　苏州大学附属第一医院

陈　玥　中日友好医院

陈佰义　中国医科大学附属第一医院

陈盛松　南昌大学第一附属医院

丁雪峰　川北医学院附属医院

丁悦加　浙江大学医学院附属邵逸夫医院

冯亦鸣　中日友好医院

淦　鑫　南昌大学第一附属医院

葛慧青　浙江大学医学院附属邵逸夫医院

耿　爽　华中科技大学同济医学院附属武汉
　　　　中心医院

郭　璐　四川省人民医院

郭翎茜　中日友好医院

郭述良　重庆医科大学附属第一医院

何　婧　重庆医科大学附属第二医院

贺航咏　中日友好医院

黄　怡　中国人民解放军海军军医大学第一附属医院

黄琳娜　中日友好医院

蒋　磊　重庆医科大学附属第一医院

李　丹　吉林大学第一医院

李　敏　中日友好医院

李洪波　滨州医学院附属医院

李绪言　首都医科大学附属北京朝阳医院

李雪英　华中科技大学同济医学院附属武汉
　　　　中心医院

李园园　中南大学湘雅医院

梁宗安　四川大学华西医院

刘　寅　南京大学医学院附属鼓楼医院

刘嘉琳　上海交通大学医学院附属瑞金医院

罗　红　中南大学湘雅二医院

潘　盼　中国人民解放军总医院

潘频华　中南大学湘雅医院

彭夏莹　四川省人民医院

曲兴龙　吉林大学第一医院

苏　欣　南京大学医学院附属鼓楼医院

孙　婷　滨州医学院附属医院

孙晓燕　北京大学第三医院

王导新　重庆医科大学附属第二医院

王佳佳　苏州大学附属第一医院

吴小静　中日友好医院

夏金根　中日友好医院

解立新　中国人民解放军总医院

杨丹晖　中南大学湘雅二医院

姚一楠　浙江大学医学院附属第一医院

余　荷　四川大学华西医院

余跃天　上海交通大学医学院附属仁济医院

詹庆元　中日友好医院

张静萍　中国医科大学附属第一医院

周　华　浙江大学医学院附属第一医院

周　敏　上海交通大学医学院附属瑞金医院

周庆涛　北京大学第三医院

前　言

规范ICU内重症肺炎诊疗意义重大

重症肺炎是肺炎患者出现严重低氧血症或急性呼吸衰竭需要机械通气支持,或者出现低血压、休克等循环衰竭的危重阶段。重症肺炎包括重症社区获得性肺炎(SCAP)和重症医院获得性肺炎(HAP)/呼吸机相关肺炎(VAP)。重症肺炎是威胁人类健康的重要疾病,具有高死亡率,存活患者亦可能合并肺功能受损和运动功能下降等后遗症,加重医疗及经济负担。

ICU重症肺炎的救治面临极大挑战。首先,大量的老龄患者与免疫抑制患者、日益严重的耐药形势及不断变迁的病原谱,使肺炎诊疗面临前所未有的难度。其次,ICU内重症肺炎的诊疗涉及多个方面内容,包括疾病的早期诊断、疾病严重程度评估、病原学鉴定、恰当的抗感染治疗、疗效评估及脏器功能支持等,针对上述环节建立规范的诊治流程是我国重症肺炎救治面临的最大现实问题。再有,近年来有关肺炎的诊治技术进展很快,在传统的病原学诊断技术、支气管镜、CT的基础之上,以PCR及NGS为代表的分子诊断技术、冷冻肺活检技术、呼吸支持技术及新型抗生素的应用等进展十分迅速,如何将合理应用这些诊疗手段,对于提高重症肺炎的救治成功率、降低医疗成本十分重要。

在呼吸与危重症医学(PCCM)规范化建设专病医疗能力提升项目的指导下,由中国医师呼吸医师协会及中华医学会呼吸病学分会的危重症医学专家组牵头,组织呼吸与危重症医学、感染、药学、影像、检验等专家,成立了ICU重症肺炎规范诊疗项目协作组,专家组结合重症肺炎临床实践,编写了本手册。该手册有以下特点:一是基于重症肺炎的临床思维与实践,总结出适合各层级医师的临床诊疗流程图,在此流程图的逻辑思维指导下建立了本手册的撰写目录;二是内容以实用的"干货"为主,不同于指南,很多推荐基于专家意见及实践,也不同于一般专著,重点关注"是什么""如何做",不在"为什么"方面占用太多篇幅;三是采用二维码的方式,对于重要文献及操作的细节以现在大家熟悉的"扫码"方式呈现给读者,使本手册更适合临床携带使用,同时又保证了本手册内容的系统性。

相信本手册的出版与推广必将提高我国ICU重症肺炎的诊疗能力,提升医疗质量,改善患者预后,优化医疗资源的利用与配置。

詹庆元　梁宗安　解立新
2024年6月

缩略语释义

APACHE	acute physiology and chronic health evaluation	急性生理与慢性健康评分系统
ARDS	acute respiratory distress syndrome	急性呼吸窘迫综合征
BALF	bronchoalveolar lavage fluid	支气管肺泡灌洗液
BMI	body mass index	身体质量指数
CAP	community acquired pneumonia	社区获得性肺炎
CRAB	carbapenem-resistant acinetobacter baumannii	耐碳青霉烯的鲍曼不动杆菌
CRE	carbapenem-resistant enterobacteriaceae	耐碳青霉烯的肠杆菌科细菌
CRKP	carbapenem-resistant klebsiella pneumoniae	耐碳青霉烯的肺炎克雷伯菌
CRPA	carbapenem-resistant pseudomonas aeruginosa	耐碳青霉烯的铜绿假单胞菌
ECMO	extracorporeal membrane oxygenation	体外膜肺氧合
EIT	electrical impedance tomography	电阻抗断层成像

ESBL	extended-spectrum β-Lactamases	超广谱 β- 内酰胺酶
ETA	endotracheal aspiration	气管内吸引物
HAP	hospitalacquired pneumonia	医院获得性肺炎
HFOV	high-frequency oscillatory ventilation	高频振荡通气
HFNC	high-flow nasal cannula oxygen therapy	经鼻高流量氧疗
ICU	intensive care medicine	重症监护室
MAP	mean arterial pressure	平均动脉压
MDR	multi-drug resistance	多重耐药
MRSA	methicillin-resistant staphylococcus aureus	耐甲氧西林金黄色葡萄球菌
NGS	next-generation sequencing	二代测序
NIV	non-invasive ventilation	无创通气
PCR	polymerase chain reaction	聚合酶链式反应
PDT	percutaneous dilatational tracheotomy	经皮扩张气管切开术
PEEP	positive end-expiration pressure	呼气末正压

PPV	prone position ventilation	俯卧位通气
PSB	protected specimen brush	保护性毛刷刷检
PSI	pneumonia severity index	肺炎严重程度评分
RICU	respiratory intensive care medicine	呼吸重症监护室
SCAP	severe community acquired pneumonia	重症社区获得性肺炎
SOFA	sequential organ failure assessment	序贯器官衰竭评分
TBCB	transbronchial cryobiopsy	支气管冷冻肺活检
TBLB	transbronchial lung biopsy	经支气管肺活检
VAP	ventilator associated pneumonia	呼吸机相关肺炎
VRE	vancomycin-resistant enterococcus	耐万古霉素肠球菌

索引 1: SCAP 诊疗: 初始处理

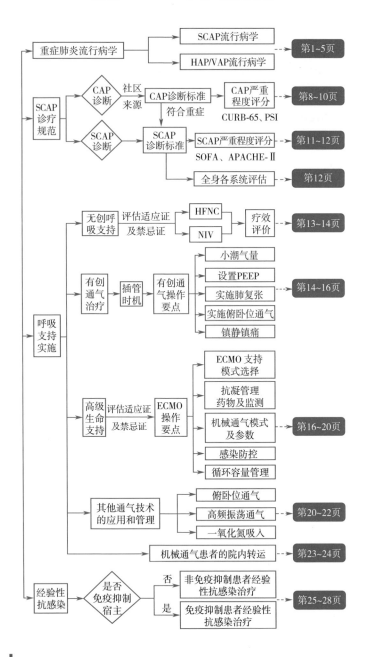

重症肺炎流行病学 → SCAP流行病学 / HAP/VAP流行病学 --→ 第1~5页

SCAP诊疗规范
- CAP诊断 —社区来源→ CAP诊断标准 → CAP严重程度评分 → 第8~10页
  - CURB-65、PSI
- SCAP诊断 —符合重症→ SCAP诊断标准 → SCAP严重程度评分 → 第11~12页
  - SOFA、APACHE-Ⅱ
- → 全身各系统评估 → 第12页

呼吸支持实施
- 无创呼吸支持 → 评估适应证及禁忌证 → HFNC / NIV → 疗效评价 → 第13~14页
- 有创通气治疗 → 插管时机 → 有创通气操作要点 → 小潮气量 / 设置PEEP / 实施肺复张 / 实施俯卧位通气 / 镇静镇痛 → 第14~16页
- 高级生命支持 → 评估适应证及禁忌证 → ECMO操作要点 → ECMO支持模式选择 / 抗凝管理药物及监测 / 机械通气模式及参数 / 感染防控 / 循环容量管理 --→ 第16~20页
- 其他通气技术的应用和管理 → 俯卧位通气 / 高频振荡通气 / 一氧化氮吸入 → 第20~22页
- → 机械通气患者的院内转运 → 第23~24页

经验性抗感染
- 是否免疫抑制宿主
  - 否 → 非免疫抑制患者经验性抗感染治疗
  - 是 → 免疫抑制患者经验性抗感染治疗 --→ 第25~28页

索引2：SCAP诊疗：精准诊断

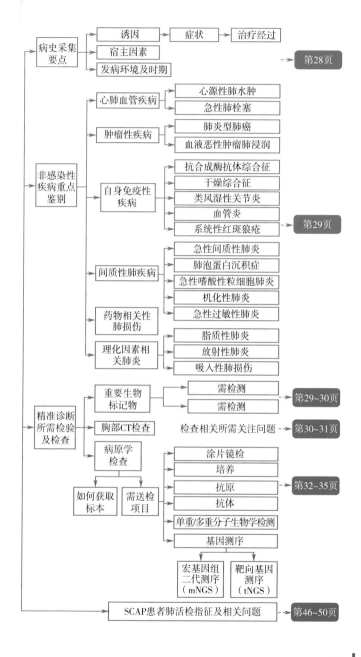

病史采集要点
- 诱因 → 症状 → 治疗经过
- 宿主因素
- 发病环境及时期

第28页

非感染性疾病重点鉴别
- 心肺血管疾病
  - 心源性肺水肿
  - 急性肺栓塞
- 肿瘤性疾病
  - 肺炎型肺癌
  - 血液恶性肿瘤肺浸润
- 自身免疫性疾病
  - 抗合成酶抗体综合征
  - 干燥综合征
  - 类风湿性关节炎
  - 血管炎
  - 系统性红斑狼疮
- 间质性肺疾病
  - 急性间质性肺炎
  - 肺泡蛋白沉积症
  - 急性嗜酸性粒细胞肺炎
  - 机化性肺炎
  - 急性过敏性肺炎
- 药物相关性肺损伤
- 理化因素相关肺炎
  - 脂质性肺炎
  - 放射性肺炎
  - 吸入性肺损伤

第29页

精准诊断所需检验及检查
- 重要生物标记物
  - 需检测
  - 需检测
- 胸部CT检查 — 检查相关所需关注问题
- 病原学检查
  - 如何获取标本
  - 需送检项目
    - 涂片镜检
    - 培养
    - 抗原
    - 抗体
    - 单重/多重分子生物学检测
    - 基因测序
      - 宏基因组二代测序（mNGS）
      - 靶向基因测序（tNGS）

第29~30页
第30~31页
第32~35页

SCAP患者肺活检指征及相关问题

第46~50页

索引 3：SCAP 诊疗：规范治疗

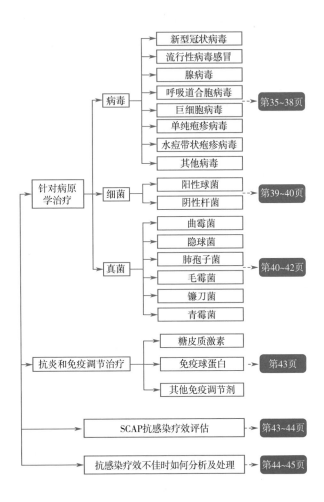

病毒 → 新型冠状病毒 / 流行性病毒感冒 / 腺病毒 / 呼吸道合胞病毒 / 巨细胞病毒 / 单纯疱疹病毒 / 水痘带状疱疹病毒 / 其他病毒 ⇢ 第35~38页

针对病原学治疗 → 细菌 → 阳性球菌 / 阴性杆菌 ⇢ 第39~40页

真菌 → 曲霉菌 / 隐球菌 / 肺孢子菌 / 毛霉菌 / 镰刀菌 / 青霉菌 ⇢ 第40~42页

抗炎和免疫调节治疗 → 糖皮质激素 / 免疫球蛋白 / 其他免疫调节剂 → 第43页

SCAP抗感染疗效评估 → 第43~44页

抗感染疗效不佳时如何分析及处理 → 第44~45页

索引4：医院获得性肺炎（HAP）/ 呼吸机相关肺炎（VAP）诊疗

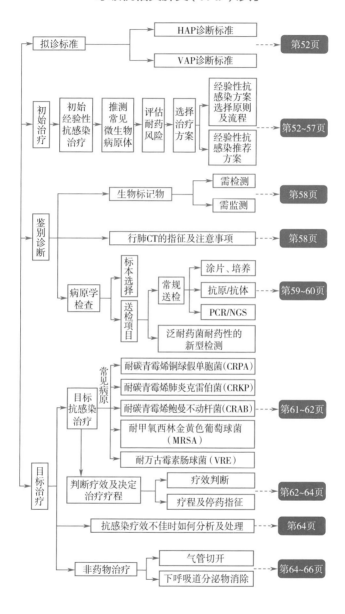

拟诊标准
- HAP诊断标准
- VAP诊断标准 ----- 第52页

初始治疗
初始经验性抗感染治疗 → 推测常见微生物病原体 → 评估耐药风险 → 选择治疗方案
- 经验性抗感染方案选择原则及流程
- 经验性抗感染推荐方案 --→ 第52~57页

鉴别诊断
生物标记物
- 需检测
- 需监测 ----- 第58页

行肺CT的指征及注意事项 ----- 第58页

病原学检查
- 标本选择
- 送检项目
  - 常规送检
    - 涂片、培养
    - 抗原/抗体 --→ 第59~60页
    - PCR/NGS
  - 泛耐药菌耐药性的新型检测

目标治疗
目标抗感染治疗
常见病原
- 耐碳青霉烯铜绿假单胞菌（CRPA）
- 耐碳青霉烯肺炎克雷伯菌（CRKP）
- 耐碳青霉烯鲍曼不动杆菌（CRAB）--→ 第61~62页
- 耐甲氧西林金黄色葡萄球菌（MRSA）
- 耐万古霉素肠球菌（VRE）

判断疗效及决定治疗疗程
- 疗效判断
- 疗程及停药指征 --→ 第62~64页

抗感染疗效不佳时如何分析及处理 ----- 第64页

非药物治疗
- 气管切开
- 下呼吸道分泌物消除 --→ 第64~66页

15

目 录

第三章 医院获得性肺炎／呼吸机相关肺炎 规范诊疗 · 51

第一章

重症肺炎流行病学

一、重症社区获得性肺炎流行病学

重症肺炎是肺炎患者出现严重低氧血症或急性呼吸衰竭需要机械通气支持,或者出现低血压、休克等循环衰竭的危重阶段。重症肺炎包括 SCAP 和重症医院获得性肺炎(HAP)/呼吸机相关肺炎(VAP)。国外研究显示社区获得性肺炎(CAP)患者中 SCAP 的占比为 14.1%~23%,分别有 71.6% 和 89.5% 的 SCAP 患者需要接受有创机械通气和入住重症监护病房(ICU),SCAP 患者 30 天和 1 年病死率分别为 27% 和 47%。我国尚缺乏大规模 SCAP 的流行病学数据。2023 年国内数据显示 SCAP 患者占 CAP 的 20.05%,11.61% 的 CAP 患者需要入住 ICU。

SCAP 的病原学与地域、季节、宿主免疫及检测方法等相关。国外 2019 年的一项大型单中心观察性研究显示,免疫正常宿主中,以肺炎链球菌、金黄色葡萄球菌、病毒和军团菌属最常见,以肺炎克雷伯菌为代表的肠杆菌及铜绿假单胞菌也在部分具有危险因素(高龄、存在基础疾病,如充血性心力衰竭、心脑血管疾病、慢性呼吸系统疾病、肾功能衰竭、糖尿病等)的患者中占一定比例。国内 2022 年瞿介明教授团队牵头的多中心研究显示 SCAP 前五位常见病原体为流感病毒(23.2%)、肺炎链球菌(19.6%)、肠杆菌科细菌(14.6%)、嗜肺军团菌(12.6%)及肺炎支原体(11.1%),而流感具有明显的季节性分布。随着病毒检测技术的发展与应用,呼吸道病毒在我国成人 CAP 病原学中的地位逐渐受到重视。多项研究提示我国成人 CAP 患者中病毒检出率为 15.0%~34.9%,流感病毒居首位,其他病毒包括副流感病毒、鼻病毒、腺病毒、人偏肺病毒、呼吸道合胞病毒及新型冠状病毒等。其中流感病毒、新型冠状病毒及腺病毒可能是 SCAP 重要的病原体。需要注意的是,随着分子检测技术的广泛应用,非典型病原体中除嗜肺军团菌及肺炎支原体外,鹦鹉热衣原体引起的 SCAP 也不容忽视。免疫抑制宿主中,上述病原体比例仍较高,但尤其需要关注肺孢子菌(55.6%)、巨细胞病毒(47.5%)及曲霉(23.2%)。

我国肺炎链球菌及肺炎支原体对大环内酯类药物的高耐药率是我国 CAP 的特点。肺炎链球菌对大环内酯类药物的耐药率为 63.2%~75.4%,对口服青霉素的耐药率达 24.5%~36.5%,对二代头孢菌素的耐药率为 39.9%~50.7%,但对注射用青霉素和三代头孢菌素的耐药率较低(分别为 1.9% 和 13.4%)。肺炎支原体对红霉素的耐药率达 58.9%~71.7%,对阿奇霉素的耐药率为 54.9%~60.4%。虽然我国肺炎支原体对大环内酯类药物耐药率高,但仍对多西环素、米诺环素或喹诺酮类敏感。

二、医院获得性肺炎 / 呼吸机相关肺炎流行病学

我国大规模的医院感染横断面调查结果显示,住院患者中医院获得性感染的发生率为 3.22%~5.22%,

其中医院获得性下呼吸道感染为1.76%~1.94%。中国13家大型教学医院的HAP临床调查结果提示,在呼吸科病房与呼吸重症监护室(RICU)中HAP的平均发生率为1.4%,其中RICU为15.3%,普通病房为0.9%,HAP平均全因病死率为22.3%,其中VAP为34.5%。发生HAP后平均住院时间及住院费用均明显提高。

HAP/VAP病原学以耐药细菌最为常见,包括鲍曼不动杆菌、铜绿假单胞菌、肺炎克雷伯菌、金黄色葡萄球菌、大肠埃希菌及阴沟肠杆菌等。鲍曼不动杆菌、肺炎克雷伯菌对碳青霉烯类的耐药率呈上升趋势(CRAB 78.6%~79.5%,CRKP 29%~30%),铜绿假单胞菌对碳青霉烯类的耐药率有所下降(CRPA 18.5%~23.3%),肠杆菌属(肺炎克雷伯菌、大肠埃希菌及阴沟肠杆菌)对碳青霉烯类的耐药率变化不大(CRE 9.0%~9.7%),产ESBLs的肺炎克雷伯菌和大肠埃希菌的分离率分别为27.7%~40.9%和48.6%~51%。鲍曼不动杆菌定植率较高,培养阳性应区分是否需要抗感染治疗。免疫抑制宿主中,除上述细菌外,真菌(曲霉、肺孢子菌等)与病毒(巨细胞病毒、单纯疱疹病毒等)也需警惕。

我国HAP/VAP患者常见细菌的分离率(%)如下。

菌种	HAP			VAP	
	三级医院≥18岁	三级医院≥65岁	二级医院	≥18岁	≥65岁
鲍曼不动杆菌	20.6~25.7	7.9~14.6	18.0	12.1~50.5	10.3~18.5
铜绿假单胞菌	18.7~20.0	23.8~28.3	11.0	12.5~27.5	27.7~34.6
肺炎克雷伯菌	8.9~14.9	5.3~17.1	21.0	9.0~16.1	5.1~13.9
金黄色葡萄球菌	9.8~12.0	8.6~15.0	11.0	6.9~21.4	5.8~15.4
大肠埃希菌	3.8~7.4	9.2~11.8	8.0	4.0~11.5	1.3~6.2
阴沟肠杆菌	2.1~4.3	2.5	无数据	2.0~3.4	3.1
嗜麦芽窄食单胞菌	4.3~6.0	1.2~2.6	无数据	1.8~8.6	4.6~9.6

第二章
重症社区获得性肺炎
规范诊疗

一、CAP 诊断及病情严重程度评估

(一) CAP 诊断标准

(1)社区发病。

(2)肺炎相关表现(任意 1 项):①新近出现的咳嗽、咳痰或原有呼吸道疾病症状加重,伴或不伴脓痰、胸痛、呼吸困难及咯血;②发热;③肺实变体征和 / 或闻及湿性啰音;④外周血白细胞 $>10 \times 10^9/L$ 或 $< 4 \times 10^9/L$,伴或不伴核左移。

(3)胸部影像学显示肺内新出现的斑片状浸润影、叶或段实变影、磨玻璃影或间质性改变,伴或不伴胸腔积液。

(4)临床排除其他类似 SCAP 的疾病,如肺水肿、弥漫性肺泡出血、间质性肺疾病等(详见第二章,六、鉴别诊断与相关检查)。

应特别关注可能进展为 SCAP 的高危因素,以防治疗延迟。包括高龄,如年龄 >80 岁;严重基础疾病;存在免疫抑制因素:如心功能不全、尿毒症、肝硬化、糖尿病、粒细胞缺乏、实体器官或造血干细胞移植、肿瘤综合治疗、艾滋病、长期使用激素或免疫抑制剂等;慢性呼吸系统疾病,如慢阻肺、间质性肺疾病等;妊娠期女性;吞咽功能障碍或容易误吸;肥胖症;长期卧床或居住于养老机构。

(二) CAP 病情严重程度评估

CURB-65 评分和肺炎严重指数(PSI)可预测患者死亡风险并决定后续治疗场所。

但在病毒性肺炎中,CURB-65 和 PSI 评分可能低估死亡风险和严重程度,可结合氧合指数及外周血淋巴细胞绝对值减低两项指标综合评估。

建议使用 CURB-65 评分作为判断 CAP 患者是否需要住院治疗的标准。但任何评分系统都应结合患者年龄、基础疾病、社会经济状况、胃肠功能及治疗依从性等综合判断。

CAP 病情严重程度评估

评分方法	指标	分值	特点
CURB-65 评分	共 5 项指标,满足 1 项得 1 分: (1)意识障碍 (2)尿素氮 >7mmol/L (3)呼吸频率 >30 次 /min (4) 收缩压 <90mmHg 或舒张压 ≤ 60mmHg (5)年龄 >65 岁	评估死亡风险 0~1 分:低危 2 分:中危 3~5 分:高危	简洁,敏感度高,易于临床操作
CRB-65 评分	共 4 项指标,满足 1 项得 1 分: (1)意识障碍 (2)呼吸频率 >30 次 /min (3) 收缩压 <90mmHg 或舒张压 ≤ 60mmHg (4)年龄 >65 岁	评估死亡风险 0 分: 低危,门诊治疗 1~2 分:中危,建议住院或严格随访下院外治疗 >3 分:高危,应住院治疗	适用于不方便进行生化检测的医疗机构

评分方法	指标	分值	特点
PSI评分	年龄(女性 –10 分)加所有危险因素得分总和: (1)居住在养老院(+10 分) (2)基础疾病:肿瘤(+30 分);肝病(+20 分);充血性心力衰竭(+10 分);脑血管疾病(+10 分);肾病(+10 分) (3)体征:意识状态改变(+20 分);呼吸频率>30 次/min(+20 分);收缩压<90mmHg(+20 分);体温<35℃或>40℃(+15 分);脉搏>125 次/min(+10 分) (4)实验室检查:动脉血pH<7.35(+30 分);血尿素氮>11mmol/L(+20 分);血钠<130mmol/L(+20 分);血糖>14mmol/L(+10 分);红细胞比积(Hct)<30%(+10 分);PaO_2,<60mmHg(或经皮血氧饱和度<90%)(+10 分) (5)胸部影像:胸腔积液(+10 分)	评估死亡风险 低危: Ⅰ级(<50 岁,无基础疾病) Ⅱ级(≤70 分) Ⅲ级(71~90 分) 中危: Ⅳ级(91~130 分) 高危: Ⅴ级(>130 分) Ⅳ级和Ⅴ级需要住院治疗	判断患者是否需要住院的敏感指标,且特异性高,评分系统复杂

二、SCAP诊断及病情严重程度评估

(一) SCAP诊断标准

CAP符合下列1项主要标准或≥3项次要标准者即可诊断为SCAP：

(1)主要标准：①需要气管插管行机械通气治疗；②感染性休克经积极液体复苏后仍需血管活性药物治疗。

(2)次要标准：①呼吸频率≥30次/min；②PaO_2/FiO_2≤250mmHg；③多肺叶浸润；④意识障碍和/或定向障碍；⑤血尿素氮≥20mg/dl；⑥收缩压<90mmHg，需要积极的液体复苏。

(二) SCAP病情严重程度评估

目前尚无专门针对SCAP严重程度的评估标准，建议应用序贯器官衰竭(SOFA)及急性生理和慢性健康(APACHE-Ⅱ)评分评估其严重程度。SOFA评分对6项脏器系统评分,记录每日最差值,分值越高,提示患者预后越差。快速SOFA(qSOFA)有助于早期识别脓毒症,包括:呼吸频率≥22次/min,意识状态改变,收缩压≤100mmHg,以上3项每项1分。当qSOFA评分≥2分时,应警惕危重症情况及病情进展。APACHE-Ⅱ评分包括急性生理12项参数评分、慢性健康评分和年龄评分三个部分,分值总和范围0~71分,

急性生理和慢性健康
评分(APACHE Ⅱ)

APACHE-Ⅱ 评分 ≥ 15 分为中度危险, ≥ 20 分为严重危险。

三、全身各系统评估

对所有 SCAP 患者应评估全身各系统功能及脏器受累情况,包括呼吸、循环、神经、肝脏、胆道、胃肠道、肾脏、出凝血等。

(1)呼吸系统:呼吸频率、血气分析(氧合及通气)、呼吸力学(气管插管患者)、胸片、胸部 CT,酌情选择胸部超声。

(2)神经系统:意识和 / 或定向障碍、瞳孔、生理反射 / 病理反射、Glasgow 昏迷评分,酌情选择头颅 CT/MRI。

(3)循环系统:血压(尤其平均动脉压)、升压药剂量、心肌酶谱、BNP/NT-proBNP、心电图、心脏超声、乳酸。

(4)肝脏及胆道:转氨酶(ALT、AST)、胆红素(TBIL、DBIL)、碱性磷酸酶(ALP)、γ 谷氨酰转移酶(γ-GGT)、腹部超声、凝血功能指标、白蛋白,酌情选择腹部 CT。

(5)胃肠道:压痛 / 反跳痛、板状腹、肠鸣音、膀胱压、胃潴留量、胃液 / 大便颜色及潜血,酌情选择腹平片或腹部 CT。

(6)肾脏:尿量、肌酐、肌酐清除率,酌情选择肾脏超声或肾血管超声。

(7)出凝血功能:皮肤黏膜及脏器出血情况、血红蛋白、血小板数量及功能、凝血功能指标,酌情选择血栓弹力图。

四、SCAP 的呼吸支持

（一）经鼻高流量氧疗（HFNC）适应证、禁忌证与疗效评价

适应证	禁忌证	疗效评价与气管插管时机
主要应用于轻到中度Ⅰ型呼吸衰竭患者，即 PaO_2/FiO_2（FiO_2 0.4，文丘里面罩 6~8L/min）<300mmHg；对于伴有严重通气功能障碍的Ⅱ型呼吸衰竭患者，由于 HFNC 无明显的通气辅助功能，临床疗效不明确，应慎重选择	绝对禁忌： 1. 心跳呼吸骤停 2. 需紧急气管插管有创机械通气 3. 自主呼吸微弱、昏迷 4. 极重度Ⅰ型呼吸衰竭（PaO_2/FiO_2<60mmHg） 5. 通气功能障碍所致 pH<7.25 相对禁忌： 1. 重度Ⅰ型呼吸衰竭（PaO_2/FiO_2<100mmHg） 2. 通气功能障碍所致 pH<7.30 3. 矛盾呼吸 4. 气道保护能力差，有误吸高危风险 5. 面部或上呼吸道手术或创伤不能佩戴 HFNC 6. 鼻腔严重堵塞 7. HFNC 不耐受	**1. ROX 指数** 　氧饱和度（SpO_2）/ 吸入氧浓度（FiO_2）与呼吸频率的比值 ROX<4.94 可作为需气管插管的预测指标 　HFNC 治疗后 4 小时内 ROX 指数 <4.88 是 HFNC 治疗失败和 28 天死亡的显著指标 **2. Delta-HR 指数** 　HFNC 第 1 天的基础心率与晨起心率的差值除以基础心率的百分比 **3. 心脏 -ROX（HROX）指数** 　ROX 乘以 Delta-HR 指数。将心率（HR）结合到修正的 ROX 指数中可以作为比单独 ROX 指数更好的预测因子 **4. HACOR 评分** 　评估心率、酸中毒、意识、氧合和呼吸频率，可预测无创通气和 HFNC 治疗失败，HACOR 指数 >5 分预示失败风险高 **5. VOX 指数** 　VOX=$SpO_2/(FiO_2 \times VT)$]，用于预测急性低氧性呼吸衰竭（AHRF）患者 HFNC 的治疗结局

（二）NPPV 适应证、禁忌证与疗效评价

适应证	禁忌证	疗效评价与 气管插管时机
1. 轻度到中度Ⅰ型呼吸衰竭：150mmHg<PaO_2/FiO_2<300mmHg 2. 轻度到中度通气功能障碍：$PaCO_2$ 升高，但 pH>7.20 3. 呼吸困难伴呼吸频率 ≥ 30 次/min，或出现明显的呼吸功耗增加，如辅助呼吸肌的参与、矛盾呼吸等 4. 存在慢阻肺、合并低通气、左心功能衰竭、肥胖等基础疾病的重症肺炎 5. 除外绝对禁忌证	绝对禁忌： 1. 心跳呼吸骤停 2. 自主呼吸微弱、需紧急气管插管有创机械通气 3. 血流动力学不稳定，需大剂量血管活性药物 4. 昏迷 相对禁忌： 1. 极重度Ⅰ型呼吸衰竭（PaO_2/FiO_2<60mmHg） 2. 极重度通气功能障碍导致 pH<7.20 3. 胸腹矛盾呼吸 4. 气道保护能力差，有误吸高危风险 5. 不耐受面罩 6. 未处理的气胸 7. 近期面部、颈部、上呼吸道和食管手术 8. 人机对抗明显，不配合或躁动	1. NPPV 治疗重症肺炎所致低氧血症的失败风险高，建议在严密监护条件下实施，一旦治疗无效，应尽早考虑气管插管 2. 出现下列情况常提示 NPPV 治疗失败风险增高： ① NPPV 1 小时后 PaO_2/FiO_2 ≤ 175mmHg ② 潮气量 >9~9.5ml/kg ③ 呼吸频率 >30 次/min ④ 休克 ⑤ 代谢性酸中毒 ⑥ SAPS Ⅱ 评分 >34 分 ⑦ HACOR 评分 >5 分 ⑧ 食道压力波动值 >10cmH_2O

（三）气管插管时机及有创机械通气管理策略

1. 气管插管时机

当 SCAP 患者采用 HFNC 或 NIV 等治疗，低氧血症无明显改善和/或呼吸努力仍然较强，出现气压伤风险

较高时,应考虑气管插管进行有创通气。

(1)绝对指征:SCAP 患者临床表现符合下述之一:①严重呼吸困难,伴有强烈躁动、胸腹矛盾呼吸;②出现严重上消化道出血,伴有呕吐或误吸风险;③气道分泌物增多,排痰困难;④意识障碍,如昏睡,昏迷或谵妄;⑤血流动力学不稳定:对输入液体和血管活性药无明显反应;⑥ pH $\leq$ 7.30,且治疗中 $PaCO_2$ 进行性上升。

(2)相对指征:不应单纯把 PaO_2/FiO_2 是否达标作为气管插管和有创机械通气的指征,而应结合患者的临床表现和器官功能的情况实时进行评估。特别值得注意的是,气管插管延迟带来的危害可能更大。

2. 有创机械通气管理策略

早期恰当的有创机械通气治疗并实施保护性肺通气策略是 SCAP 患者重要的治疗手段。

(1)小潮气量通气:初始潮气量可设置为 6ml/kg(理想体重),同时监测气道平台压和驱动压,使气道平台压不超过 30cmH$_2$O 或气道驱动压不超过 15cmH$_2$O,可通过增加呼吸频率使 $PaCO_2$ 维持在可接受的范围,但需要注意避免呼吸频率过快、呼气时间过短而出现内源性PEEP。

(2)PEEP 的设置:氧合法滴定 PEEP 最常用,但部分 SCAP 患者肺可复张性差,PEEP 往往导致肺过度膨胀,甚至气压伤。有条件可考虑采用最佳顺应性、跨肺压监测、电阻抗(EIT)等方法指导滴定 PEEP。

(3)肺复张的实施:完善床边胸片或胸部超声除外气胸、潜在气压伤风险后,充分镇静镇痛甚至肌松条件下可尝试肺复张。肺CT提示肺内不均一病变(如局部肺实变引起的严重低氧血症),慎用肺复张;Recruitment-to-Inflation Ratio可用于床边评估患者的肺可复张性;据肺复张的反应性决定肺复张的频次。

(4)俯卧位通气:建议用于 $PaO_2/FiO_2 \leqslant 150mmHg$ 或气道分泌物较多需体位引流的患者。相对禁忌证:严重血流动力学不稳定,颅内压增高,颈椎脊柱损伤,骨科手术,近期腹部手术需限制体位及妊娠等不能耐受俯卧位的情况。俯卧位通气前及通气后4小时,若 PaO_2/FiO_2 改善率 $\geqslant 10\%$ 即为有效。有创通气的患者俯卧位通气时间至少每天12小时以上。若俯卧位通气过程中出现严重并发症,如严重血流动力学不稳定、氧合明显下降及人工气道脱出等,需即刻终止。

(5)镇静镇痛管理:SCAP患者有创通气初期(72小时内)往往需要深镇静,甚至联合肌松的方式抑制自主呼吸努力,并需通过对自主呼吸努力的监测指导调整肌松剂及镇静、镇痛药物用量,实现有效的肺保护性通气。有创通气后期应避免过度镇静镇痛带来的痰液引流不畅及胃肠道功能障碍。

(四) ECMO的应用时机及管理策略

1. 适应证

在最优化的机械通气条件下($FiO_2 \geqslant 0.8$,潮气量为6ml/kg理想体重,PEEP $\geqslant 5cmH_2O$),且采用补救性通气策略(如肺复张、俯卧位通气等)仍效果不佳,并符合以下情况之一时,应尽早考虑评估实施VV-ECMO:① $PaO_2/FiO_2<50mmHg$ 超过3小时;② $PaO_2/FiO_2<80mmHg$ 超

过 6 小时；③动脉血 pH<7.25 且 PaCO$_2$>60mmHg 超过 6 小时。

2. 禁忌证

无绝对禁忌证。相对禁忌证包括：①严重脑功能障碍；②有抗凝禁忌；③高通气支持水平（气道平台压 >30cmH$_2$O，FiO$_2$>0.8）应用大于 7~10 天；④血管病变限制 ECMO 血管通路的建立；⑤高龄（>80 岁）；⑥ BMI>45kg/m^2；⑦ PRESERVE 评分 >7 分，或 RESP 危险分层为 Ⅳ~ Ⅴ级。ECMO 团队的经验、家属的意见以及社会经济因素也应充分考虑。

PRESERVE 评分、
RESP 危险分层

3. 模式选择

（1）VV-ECMO：适用于单纯呼吸衰竭且心功能正常的患者。VV-ECMO 可缓解肺动脉低氧所致肺动脉高压，并保证冠脉氧供，对心功能有间接支持作用。部分经严格筛选的患者可实施清醒 ECMO，即不行气管插管有创通气，可联合高流量氧疗或无创机械通气。清醒 VV-ECMO 适用于：①免疫功能低下患者；②非化脓性肺部感染（如 PCP、CMV 等）；③神志清楚且配合治疗；④有较好的气道保护能力；⑤血流动力学稳定。如条件允许可选择双腔静脉插管(29~31F,ECMO血流量至少>4L/min)。

(2)VA-ECMO 或 VAV-ECMO:重症 SCAP 若出现:①严重感染导致脓毒性心肌病等因素,出现急性左心泵功能衰竭;②合并右心功能不全,或 ARDS 后期出现急性肺心病,导致患者合并循环衰竭,可转换为 VA-ECMO 模式,或转换为 VAV-ECMO 模式,以同时提供心肺支持。

4. 管理策略

(1)抗凝管理:普通肝素(UFH)是最常应用的抗凝药物。建议负荷剂量 50~100U/kg,维持剂量 7.5~20.0U/(kg·h),根据出血风险和实验室检测结果进行调整。其他可用于替代 UFH 的抗凝药物包括:阿加曲班、比伐卢定、萘莫司他等。对于存在明确活动性大出血、出血风险较高、凝血功能明显异常或血小板明显降低(PLT<30 × 10⁹/L)的患者,在除外血栓消耗后,可考虑行无肝素抗凝,但具体指征目前尚不明确,且需高度警惕血栓形成风险。常用抗凝监测项目及推荐目标值如下:①活化凝血时间(ACT):建议检测频率 q.4h~q.6h,建议目标为 180~220 秒,或基线值的 1.5 倍;②活化部分凝血活酶时间(APTT):建议检测频率为 q.6h~q.12h,建议目标为基线值的 1.5 倍。因 ACT 影响因素较多,当出现 ACT 与 APTT 变化趋势不平行或与目标值差异较大时,建议以 APTT 为准;③血小板(建议 >80 × 10⁹/L)、纤维蛋白原(建议 >2g/L)、抗凝血酶水平(建议 >60%);④有条件可监测抗 Xa 因子活性及血栓弹力图。抗凝目标还需根据患者的基线情况、炎症状态、脏器功能、出血风险等进行个体化评估。

（2）机械通气管理：呼吸机参数设置可参照"肺休息"或"超保护性肺通气"策略，即潮气量（VT）≤ 4~6ml/kg，平台压（Pplat）<25cmH$_2$O，驱动压（Pplat-PEEP）<15cmH$_2$O，呼吸频率10次/min，吸氧浓度30%~50%。初始PEEP推荐10~15cmH$_2$O，但同时应综合考虑肺泡可复张性、气压伤发生风险、病变均一性、血流动力学等因素，强调个体化的PEEP设置。如果患者在建立VV-ECMO后气体交换功能难以改善，或肺部病变呈明显的重力依赖区改变，可以考虑实施俯卧位通气。

（3）院内感染防控：下呼吸道感染和血液感染最为常见，其他包括穿刺部位感染、泌尿系感染、胆道感染、肠道菌群移位等。单纯依靠某一特定指标诊断院内感染非常困难，应强调联合应用多项指标及动态监测，具体包括：体温、白细胞计数、炎症反应指标（如PCT、CRP、IL-6、IL-10等）、血培养、局部皮肤情况、临床情况恶化等。

（4）循环及容量管理：VV-ECMO过程中应重视循环功能监测，推荐应用床旁心脏超声。VV-ECMO患者早期可能存在循环容量不足，若具有良好的容量反应性，可积极扩容，以稳定VV-ECMO血流量，维持平均动脉压（MAP）>65mmHg，维持血乳酸在2mmol/L以内。一旦血流动力学稳定，应采用限制性容量管理策略，可持续使用利尿剂至达干体重。如对大剂量利尿剂反应不佳，或ECMO辅助期间出现肾功能不全经保守治疗无效者，应尽快行持续肾脏替代治疗。

(5)镇痛镇静：ECMO 早期阶段应充分镇痛镇静,维持阶段早期仍需深度镇静,待病情稳定后逐渐降低镇静深度,维持中 - 浅强度镇静甚至行清醒 ECMO。药物多选择吗啡、芬太尼、咪达唑仑等,应注意 ECMO 对镇痛镇静药物代谢的影响,酌情调整剂量。

（五）其他通气技术的应用及管理策略

其他通气技术,如俯卧位通气(PPV)、高频震荡通气(HFOV)及一氧化氮(NO)吸入的应用及管理策略如下,但 HFOV 及 NO 吸入的明确适应证及对预后的改善主要目前尚无循证医学证据,临床实践中建议根据各单位实际情况酌情应用。

俯卧位通气（PPV）

适应证	禁忌证	评价指标	终止时机	并发症及常见不良反应
1. 中 / 重度 ARDS 顽固性低氧血症，当 PEEP ≥ 5cmH$_2$O，PaO$_2$/FiO$_2$ ≤ 150mmHg 时（至少应用 >12 小时 / 天） 2. 需痰液引流患者（至少应用 4~6 小时 / 天） **清醒俯卧位适应证：** 1. 在 HFNC 或 NIV 的 FiO$_2$ 达 0.3~0.6 或鼻导管、面罩吸氧的氧流量达 2~10L/min 方可维持 SpO$_2$>94% 时 2. 影像学为 ARDS 双侧重力依赖区浸润影的表现 3. 患者处于清醒状态且意识清楚，能够自主翻身或者配合翻身，并且能够在呼吸窘迫时进行呼救 4. 患者能耐受体位的改变	1. 无绝对禁忌 2. 相对禁忌： ①严重血流动力学不稳定 ②颅内高压 ③活动性出血 ④颈椎、脊柱损伤需要固定 ⑤未固定的骨折；骨科术后限制体位 ⑥近期腹部手术需限制体位 ⑦妊娠或腹部严重烧伤 ⑧颜面部创伤或术后	1. 胸部 CT 改善情况 2. PaO$_2$/FiO$_2$ 升高 ≥ 20% 提示俯卧位通气反应性好 3. PaCO$_2$ 下降 > 2mmHg 提示俯卧位通气治疗有效 4. 建议 PPV 时每隔 4~6 小时复查血气评估疗效	1. 氧合及病情未改善或恶化 2. 预计可能出现严重并发症 3. 病情改善，恢复仰卧位后氧合指数 >150mmHg 且持续 6 小时以上 紧急终止指征： 1. 心脏骤停 2. 严重血流动力学不稳定 3. 恶性心律失常 4. 可疑的气管导管移位等危及生命的情况	1. 人工气道移位或脱落 2. 急性循环衰竭（各种原因引起的心搏骤停） 3. 压疮 4. 神经损伤 5. 呕吐、误吸

高频振荡通气（HFOV）

适应证	禁忌证	评价指标	终止时机	并发症及常见不良反应
1. 重度 ARDS 当 FiO$_2$ ≥ 0.7，同时 PEEP>14cmH$_2$O 或平均气道压 ≥ 24cmH$_2$O 或平台压≥30cmH$_2$O 2. 重度 ARDS 合并气压伤	1. 严重气道阻塞 2. 颅内高压 3. 血流动力学不稳定 4. 痰液引流障碍	1. 胸廓振荡幅度 2. 有无导管阻塞 3. 导管位置 4. 胸片评估肺容积 5. 气压伤 6. 血气	1. 好转撤离指标： 平均气道压 22cmH$_2$O，FiO$_2$ 0.4 维持此参数 12 小时以上 2. 恶化撤离指标： ①通气恶化：在最大 △P 和最小呼吸频率条件下，pH<7.15，PaCO$_2$>60mmHg ②氧合恶化：在最大 MAP 和 FiO$_2$ 条件下，SpO$_2$<88% ③明显的血流动力学改变	1. 痰液引流障碍 2. 感染加重 3. 高气道压影响循环

21

一氧化氮（NO）吸入

生理学效应	禁忌证	评价指标	终止时机	并发症及常见不良反应
1. 改善 V/Q 纠正低氧 2. 降低肺动脉压及右心室负荷防止右心功能障碍 3. 直接抗病毒和免疫调节作用 4. 抑制血小板过度活化，防止血栓形成	1. 严重的左心发育不良，或动脉导管依赖的先天性心脏病 2. 致命性的先天性心血管缺陷和充血性心力衰竭 3. 先天性高铁血红蛋白血症 4. 严重出血，如颅内出血、肺出血等	1. 建议 PaO$_2$ 升高 20% 作为继续使用吸入 NO 治疗 ARDS 有效的最低临界值 2. 不建议应用肺动脉压评估治疗反应	1. PaO$_2$ ≥ 60mmHg 持续超过 60 分钟，FiO$_2$ 降至 <60% 后，每 4 小时将 NO 浓度降低 5ppm，降至 5ppm 时，每 2~4 小时降低 1ppm，降至 1ppm 时撤离 2. 同时监测气道中 NO、应用 NO 前后高铁血红蛋白浓度、凝血功能	1. 由于 NO 半衰期短，不良反应通常短暂且可逆 2. 若使用多日，则副作用风险可能增加： ①血流动力学恶化 ②高铁血红蛋白血症 ③反跳性肺动脉高压

吸入一氧化氮的操作
细节和注意事项

（六）机械通气患者的院内转运

1. 适应证

用于通过转运完成关键诊断或治疗程序的机械通气患者。

2. 禁忌证

（1）转运过程中通过手动通气、转运呼吸机无法提供足够的氧合和通气。

（2）转运过程中无法维持血流动力学稳定。

（3）转运过程中无法充分监测患者的心肺状态。

（4）转运过程中无法维持气道通畅。

（5）除非转运团队的所有必要成员都在场，否则不得进行转运。

3. 风险和并发症

（1）手动通气时过度通气可导致呼吸性碱中毒、心律失常和低血压。

（2）无法维持 PEEP/CPAP 可能导致低氧血症或休克。

（3）体位改变可能导致低血压、高碳酸血症和低氧血症。

（4）与转运相关的心动过速和其他心律失常。

（5）设备故障导致监测数据不准确或监测能力丧失。

（6）药物静脉通路的意外断开可能导致血流动力学不稳定。

（7）移动患者可能导致呼吸机断开相关的低通气和低氧血症，甚至危及生命。

(8)移动患者可能导致人工气道意外拔出、脱出或移位。

(9)移动患者可能导致血管通路意外脱出或移位。

(10)与转运相关的呼吸机相关性肺炎。

机械通气患者的院内
转运操作

五、SCAP 的经验性抗感染治疗

应尽早使用抗感染药物。药物选择应首先考虑是否为免疫抑制患者。其他因素包括：可能病原学、年龄、基础疾病及其他危险因素，既往抗感染方案及患者对治疗的反应。

（一）非免疫抑制患者 SCAP 的经验性抗感染治疗

应结合患者年龄、有无基础疾病及危险因素、血常规（白细胞及淋巴细胞计数）、PCT、胸部 CT 表现综合推测可能的病原学。

年龄	基础疾病 / 危险因素	病原学鉴别	经验性用药推荐
<65 岁	无	若考虑细菌感染	静脉应用 β- 内酰胺类 / 酶抑制剂复合制剂、三代头孢菌素、厄他培南
		若考虑支原体、衣原体或军团菌感染	静脉应用阿奇霉素、或呼吸喹诺酮类、或四环素类
		病原学鉴别困难时	β- 内酰胺类 / 酶抑制剂复合制剂、三代头孢菌素联合阿奇霉素，或单用呼吸喹诺酮类
≥ 65 岁	无	若考虑细菌感染	β- 内酰胺类 / 酶抑制剂复合制剂、三代头孢菌素联合阿奇霉素，或单用呼吸喹诺酮类
	合并基础疾病，如充血性心力衰竭、心脑血管病、慢性呼吸系统疾病、肾功能衰竭、糖尿病等	若考虑细菌感染，存在肠杆菌科产 ESBL 细菌感染危险因素：肠杆菌科细菌感染或定植病史、结构性肺病、曾使用三代头孢菌素、反复长期住院史、留置导管、长期肾脏替代治疗等	头霉素类、哌拉西林 / 他唑巴坦、头孢哌酮 / 舒巴坦或厄他培南
		若存在铜绿假单胞菌感染危险因素：铜绿假单胞菌感染或定植病史、结构性肺病等	哌拉西林 / 他唑巴坦、头孢哌酮 / 舒巴坦
		若存在高毒力肺炎克雷伯菌感染危险因素：如糖尿病、伴有肝脓肿等	β- 内酰胺类 / 酶抑制剂复合制剂、碳青霉烯
有显性误吸(明显呕吐或吸入史) 或隐性误吸(吞咽功能障碍、意识障碍等)风险		需警惕厌氧菌感染	静脉应用有抗厌氧菌活性的药物，如 β- 内酰胺类 / 酶抑制剂复合制剂、头霉素类、莫西沙星、碳青霉烯类等，可联合甲硝唑或克林霉素
需尽快完善呼吸道病毒抗原或核酸检测		存在新冠接触史，若考虑病毒感染	口服先诺特韦 / 利托那韦或奈玛特韦 / 利托那韦
		发病于流感流行季，若考虑病毒感染	尽早经验性应用抗流感药物如奥司他韦或玛巴洛沙韦

（二）免疫抑制患者的经验性抗感染治疗

免疫抑制类型	特征	易感病原体	推荐治疗
过去 12 个月有耐甲氧西林金黄色葡萄球菌定植或感染史	耐甲氧西林金黄色葡萄球菌	万古霉素或利奈唑胺
艾滋病患者、接受糖皮质激素及免疫抑制剂治疗	$CD4^+T$ 细胞计数 $<200/\mu l$、糖皮质激素等效泼尼松（$>20mg/d$ 超过 21 天）、影像表现为双侧间质性肺炎	肺孢子菌肺炎	口服复方磺胺甲噁唑
实体器官移植或血液干细胞移植术后	影像表现为双侧间质性肺炎	巨细胞病毒肺炎	静脉输注更昔洛韦
因血液系统恶性肿瘤或化疗	持续粒细胞缺乏；影像表现为多发结节伴晕征、空气新月征、鸟巢征	曲霉或毛霉	静脉给予伏立康唑，或静脉输注脂质体两性霉素 B
心、肝、肺、肾等实体器官移植术后或血液干细胞移植术后	出现肺脓肿且未经磺胺预防	奴卡菌	口服复方磺胺甲噁唑

常见免疫抑制人群包括引起免疫抑制的基础疾病和接受免疫抑制治疗的患者。最常见引起免疫抑制的基础疾病包括导致免疫功能下降的恶性肿瘤（如淋巴瘤和白血病）及艾滋病（$CD4^+$ T 淋巴细胞计数 $<200/\mu l$）。最常见免疫抑制治疗包括：①糖皮质激素；②针对 B 细胞或 T 细胞的免疫抑制剂；③可导致粒细胞缺乏的肿瘤化

疗；④治疗风湿免疫病的慢作用药；⑤治疗风湿免疫病、皮肤病、消化系统自身免疫性疾病的生物制剂。免疫抑制人群对常见 SCAP 病原体易感性增加，对真菌（肺孢子菌、曲霉、毛霉）、病毒（巨细胞病毒、水痘 - 带状疱疹病毒）、分枝杆菌（结核分枝杆菌及非结核分枝杆菌）、寄生虫等的易感性也增加。因此需结合患者免疫抑制类型及影像学表现等初步判断可能的病原学并采取经验性抗感染治疗。

六、鉴别诊断与相关检查

（一）SCAP 病史采集要点

要点	主要内容
诱因	受凉、酗酒、劳累
呼吸系统症状	上呼吸道症状（鼻塞、流涕、咽痛）、咳嗽、咳痰（性状、量）、呼吸困难、胸痛、咯血，以上症状的演变过程
肺外症状	一般状况、发热、皮疹、关节痛、肌肉痛
诊疗经过	抗生素与激素使用情况，用药后临床反应
宿主因素	肺部基础疾病、符合定义的免疫抑制宿主，发病前期特殊的暴露因素
流行病学	有无传染性病原体社会流行，有无密接环境人员同期发病，禽类接触史
病情严重程度	意识改变、尿量变化

病史采集有助于初步判断可疑责任病原体（病毒、非典型病原体、细菌、真菌等）、寻找发生重症的潜在原因、鉴别诊断及初步评估肺炎严重程度。

（二）SCAP 与非感染性疾病的鉴别诊断

SCAP 与非感染性疾病的鉴别诊断要点

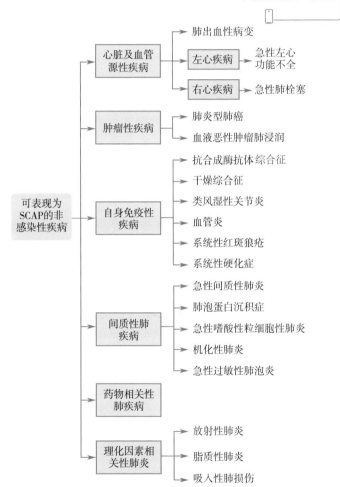

（三）SCAP 的生物标志物

SCAP 患者建议尽快完善外周血的血常规、血沉、C

反应蛋白（CRP）、降钙素原（PCT）、乳酸脱氢酶、白蛋白、D-二聚体、肝肾功能。对于免疫功能较差患者可行血清 1，3-β-D 葡聚糖试验（G 试验）、血清曲霉半乳甘露聚糖（GM）试验检测。有条件的单位建议完成细胞因子（包括 IL-6、IL-8 及 IL-10）、肿瘤坏死因子 -α（TNF-α）检测、T 淋巴细胞亚群分析及铁蛋白的检测。

SCAP 常用生物标志物及其临床价值

生物标志物	临床诊断价值	预后 / 评估价值
血细胞检查	WBC 及中性粒细胞同时升高对细菌感染有提示意义，联合 PCT 及 CRP 检测可提高细菌感染诊断的特异性	淋巴细胞减少可作为重症肺炎患者严重程度及死亡率的预测指标
C 反应蛋白（CRP）	CRP 是非特异性的炎症指标，在炎症反应 4~6 小时内释放，在 36~48 小时左右达到峰值，对肺炎诊断敏感性高但特异性较低	在肺炎患者中，CRP 升高与严重程度及预后相关。联合 PCT 进行评估，其识别重症肺炎的敏感性较高
降钙素原（PCT）	PCT 在炎症出现 2~3 小时内升高，12 小时达到高峰。PCT>0.25ng/ml 时，提示细菌感染可能性较高	PCT 的动态变化可指导抗感染治疗，当患者症状消失，PCT<0.5μg/L 或 <80% 峰浓度，可以考虑停用
白细胞介素 -6（IL-6）	IL-6 比 CRP 及 PCT 在早期感染中更灵敏，更早升高，恢复时下降更快，幅度更大	在 SCAP 患者，IL-6 与重症肺炎病情严重程度及预后密切相关，持续高水平提示预后不良

（四）胸部 CT 检查的应用时机与安全性评估

对于符合安全性评估的 SCAP 患者，建议早期、积极完善胸部 CT 检查。若患者此次肺炎起病后尚未行胸部 CT 检查,建议入 ICU 后尽快完善胸部 CT 检查;若患者在入 ICU 时已有 CT,但检查时间已超过 3 天,且病情较前急速进展,建议复查胸部 CT,否则可暂时不予复查。胸部 CT 需要在气管镜检查之前完成。

胸部 CT 检查的应用时机与安全性评估

胸部 CT 检查的应用时机及安全性评估流程

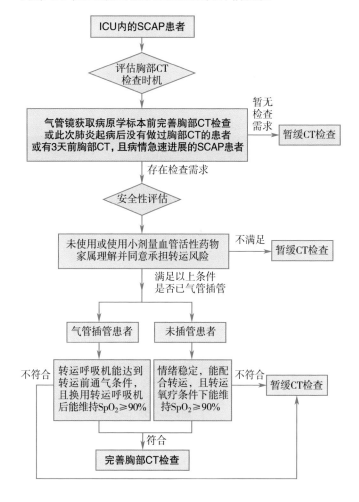

（五）病原学检查

1. 无创病原学标本的获取

无创病原学标本可用于 SCAP 患者病原学初筛。考虑到 SCAP 的严重性及下呼吸道标本诊断的可靠性，**强烈建议：如无禁忌，所有 SCAP 患者都应该尽量获取合格的下呼吸道标本（BALF 最优）用于病原学检测。**

若条件允许，需要在入 ICU 后立即完成以下检查用于初始病原学筛查：痰涂片、痰培养、血培养、军团菌和肺炎链球菌尿抗原、流感病毒抗原 /PCR（流感季节）、G 试验、GM 试验（免疫抑制人群）。

SCAP 的无创病原学标本及检查

标本类型	病原学检查项目
痰	涂片，培养，核酸
鼻咽 / 口咽拭子	病毒抗原，病毒核酸
血	血清学抗原 / 抗体，血培养，G/GM 试验
尿	尿抗原（肺炎链球菌、军团菌）

2. 下呼吸道标本的获取

(1) 经支气管镜获取下呼吸道标本

不同呼吸支持方式下
支气管镜检查的操作

包括灌洗（BAL）、刷检、保护性毛刷刷检（PSB）、抽吸。

1）时机与适应证：①当 SCAP 收入 ICU 时，只要条件允许，且患者不存在支气管镜检查的禁忌，推荐积极完善支气管镜检查以获取下呼吸道标本并送检病原学检查；②当常规病原学检查阴性、疗效不佳或病情迅速进展时；③根据常规病原学检查阳性结果指导治疗，但治疗效果不佳；④免疫抑制宿主肺炎；⑤病情较重、亟待明确病原学指导治疗；⑥考虑住 ICU 期间继发新的感染，疑诊 HAP/VAP。建议优先使用非侵入性检查手段以获得病原学证据，仅上述方法无效时，才考虑行支气管镜检查术。

2）禁忌证：无绝对禁忌证。相对禁忌证包括：①急性心肌梗死；②活动性大咯血；③血小板计数 $<20 \times 10^9/L$ 或严重凝血功能异常；④颅内高压；⑤严重高血压；⑥主动脉瘤或夹层；⑦严重血流动力学不稳定（包括恶性心律失常、休克）；⑧高流量、无创通气、有创通气等呼吸支持条件下血氧难以维持。

3）术前事项：完善知情同意书及胸部 CT 检查，或完善床旁正位 X 线胸片。

（2）无法行气管镜检查时如何获取下呼吸道标本

1）气道内吸引物（ETA）：需连接无菌集痰器经人工气道吸引，操作前应听诊痰液集聚部位，必要时给予体位引流和物理排痰，以增加标本的采集量。

2）经气管导管行 PSB 盲检：可获得与气管镜下 PSB 一样的效果。

3）经气管导管 BAL 盲检或非气管镜保护性 BAL（mini-BAL）。

4）肺组织活检：须仔细权衡风险收益比，不做常规推荐。

3. 呼吸道标本的病原学检测

根据病原学的不同可选择涂片、培养、特异性抗原或抗体、单重/多重分子生物学检测（包括 PCR 和恒温扩增等）、靶向基因测序（tNGS）或宏基因组二代测序（mNGS）等方法。常规病原学检测能力在我国各地、各单位之间差别较大，部分单位常规病原学检测能力严重不足。因此对于建立了常规病原学检测能力体系的单位，建议以常规病原学检测为基础，严格掌握 NGS 的送检指征；对尚未建立常规病原学检测能力体系的单位，建议积极加强常规病原学检测能力，同时，如能获得合格的下呼吸道标本，可以优先送检 NGS，并规范 NGS 结果的判读。

（1）显微镜检法：可通过革兰氏染色、抗酸染色、KOH 染色、Giemsa 染色、GMS 染色、黏蛋白染色等协助鉴别细菌、抗酸杆菌、真菌。该方法快速且易于开展，常采用合格的痰标本、ETA、BALF、PSB 等。

（2）培养法：经培养法检出病原菌是感染性疾病诊断的金标准。同时可以行药敏试验指导临床用药。常采用标本包括合格痰标本、ETA、BALF。

（3）抗原检测：操作方便快速，但可以检测的病原微生物种类有限。尿液标本可通过免疫层析法（ICT）进行肺炎链球菌抗原、嗜肺军团菌 I 型抗原检测。血清特异性抗原包括 1-3-β-D 葡聚糖抗原、半乳甘露聚糖抗原、隐球菌荚膜多糖抗原。BALF 中半乳甘露聚糖抗原检测有助曲霉感染的诊断。

（4）血清抗体检测：感染急性期及恢复期双份血清可行特异性抗体检测用于筛查非典型病原体（军团菌属、肺炎支原体、肺炎衣原体等）和病毒等。但抗体产生需要一定时间，感染早期无法检测到特异性抗体，对于 SCAP 病原学诊断意义有限。

（5）单重/多重分子生物学检测：操作简单快速，进行快速自动化检测，但依赖于临床医生对潜在病原体的预设。但较难覆盖少见的病原微生物。常采用口咽拭子、鼻咽拭子、血清、合格的痰标本、ETA 或 BALF 等。

（6）tNGS 和 mNGS：与 mNGS 相比，tNGS 检测时间短，灵敏度和特异度高，无需检测人源序列，检测成本较低。与多重分子生物学检测方法相比，tNGS 可覆盖更多病原微生物及毒力基因等。mNGS 则无需预判病原体，理论上可检测数据库中所有的病原体，并可检出新发、未知或罕见病原体。临床上常采用合格的痰标本、ETA、BALF 标本送检。考虑肺部感染入血或下呼吸道标本难以获取时，可选择血标本送检 mNGS。

七、SCAP 的目标治疗

（一）SCAP 常见致病病毒及其推荐药物

可导致 SCAP 的病毒有新型冠状病毒（SARS-COVID-19）、流感病毒（甲型流感病毒、乙型流感病毒、禽流感病毒等）、腺病毒（AdV）等，在免疫抑制人群中，副流感病毒（PIV）、鼻病毒（RhV）、人偏肺病毒（HMPV）

及呼吸道合胞病毒（RSV）也可能引起重症肺炎。早期抗病毒药物治疗及合理的对症支持治疗是降低病死率的关键手段，但除少数病毒外，很多病毒尚无特异性针对性药物，仍以支持治疗为主。

针对各类病毒 SCAP 的药物治疗机制及注意事项

病毒	抗病毒药物	剂量方案	注意事项
新冠病毒	奈玛特韦 / 利托那韦	奈玛特韦 / 利托那韦（300/100mg p.o.q.12h×5 天）	肾功能损伤应减量；经 CYP3A4 代谢,需注意相互作用
	先诺特韦 / 利托那韦	先诺特韦 / 利托那韦（0.750/0.1g p.o.q.12h×5 天）	可透过胎盘,妊娠期妇女禁用,育龄期女性使用本药期间及用药结束后 7 天内应避孕；经 CYP3A4 代谢,需注意相互作用
	阿泰特韦 / 利托那韦	0.15/0.1g q.12h×5 天	动物实验中表现出生殖毒性
	来瑞特韦	0.4g p.o.tid×5 天,随餐	尚无特殊人群的数据；CYP3A4 的底物,需注意相互作用
	莫诺拉韦	800mg p.o.q.12h,5 天	影响儿童骨和软骨生长,不推荐儿童使用；哺乳期妇女用药期间及用药结束 4 天内停止哺乳（动物实验可随乳汁排泄）；肝肾功能不全无需调整
	瑞德西韦	首日负荷剂量单次 200mg, 第二日 100mg q.d.×5~10 天	静脉滴注,对于体重 3~40kg 以下的儿童患者,唯一批准剂型是注射用 VEKLURE（以 100mg 冻干粉瓶装形式提供）；与磷酸氯喹或硫酸羟氯喹联合用药时,有抗病毒活性降低的风险；肝酶升高风险
	氘瑞米德韦	首日 0.6g q.12h,第 2~5 天 0.3g q.12h	妊娠期妇女禁用；哺乳期妇女用药期间及用药结束 7 天内停止哺乳（动物实验可随乳汁排泄）
流感病毒	奥司他韦	奥司他韦 75mg 口服 b.i.d.,5 天；儿童按公斤体重给药	循证医学证据最为充足的药物；需要根据肾功能调整剂量
	扎那米韦	10mg b.i.d. 吸入 5 天	不推荐原有哮喘或其他慢性呼吸道疾病患者使用吸入性扎那米韦,也不推荐扎那米韦吸入粉剂用雾化器或机械通气装置给药
	帕拉米韦	300mg iv.gtt.(>30min)；严重并发症 600mg iv.gtt.(>60min)×1~5 天；儿童 10mg/kg	新生儿、成人、婴儿、儿童均有推荐,重症患者需要适当延长疗程
	巴洛沙韦	80kg 以下体重:单次 40mg,80kg 以上:单次 80mg	对耐奥司他韦的流感病毒具有活性,可能与 NAI 具有协同作用
	法维拉韦	首日 1.6g,b.i.d.；第 2~5 天：0.6g b.i.d.p.o.	具有生殖毒性（胚胎毒性及致畸性）,孕妇禁用
	阿比多尔	0.2g,tidp.o.5~10 天	循证证据相对较少
腺病毒	西多福韦	每周静脉注射 5mg/(kg·W)	抗病毒治疗通常仅用于严重腺病毒感染；需要充分水化,并与丙磺舒共同给药以减少肾毒性,输注前 3 小时给予 2g 丙磺舒,输注完成后 2 小时和 8 小时各 1g

病毒	抗病毒药物	剂量方案	注意事项
呼吸道合胞病毒	利巴韦林	15~30mg/(kg·d),分 q.8h 或 q.12h 给药 雾化给药我国无适宜剂型,且需较高剂量	主要采用支持治疗;临床数据不支持常规使用利巴韦林,仅限于重度 RSV 感染的免疫抑制患者;可能导致溶血性贫血,妊娠 X 级药物,育龄妇女及其伴侣在治疗期间和治疗后 6 个月内必须采取有效的避孕措施
巨细胞病毒	更昔洛韦	5mg/kg IV q.12h 治疗至临床症状消失或血 PCR 转阴,最短 2 周	根据肾功能调整剂量;治疗 CMV 时,体外与膦甲酸有协同作用;也可用于免疫抑制患者严重 EBV 或 HHV-6 感染;口服制剂生物利用度低
	缬更昔洛韦	900mg,p.o.b.i.d.	口服生物利用度好:成人 900mg 缬更昔洛韦的全身暴露量与单剂 5mg/kg 静脉更昔洛韦相似;应与食物同服,有助于药物吸收;不可与更昔洛韦口服制剂等量兑换
	西多福韦	(1)西多福韦 1mg/kg IV.gtt.,q.d.,2 周,每次输注前口服丙磺舒 2g,分别在输注后 2 小时和 8 小时各服 1g,监测肾功能; (2)5mg/(kg·w),2 周,每 2 周一次+丙磺舒 1.25g/m²,在用西多福韦前 3 小时和每次输注后 3 小时,9 小时给药或 1mg/kg IV 3 次/周	代谢产物消除半衰期长,可每 2 周给药 1 次;剂量依赖性肾毒性,禁用于蛋白尿(++ 或更高)或基线血清肌酐大于 1.5mg/dl 的患者,使用前需要充分水化,并与丙磺舒共同给药
	膦甲酸	60mg/kg,q.8h 或 90mg/kg,q.12h IV	口服生物利用度较差,需要静脉注射;根据肾功能调整剂量;最重要的副作用是肾功能下降、电解质异常和输液相关的恶心,需要监测肾功能和电解质(低钙血症、低镁血症)
	莱特莫韦	仅批准用于预防 CMV,无治疗适应证	口服药物;安全性较高,几乎无骨髓抑制及肾毒性;由于耐药突变位点不同,与靶向 DNA 聚合酶的药物无交叉耐药
	马立巴韦	成人及 12 岁以上患者 400mg b.i.d.p.o.	口服药物;安全性较高,几乎无骨髓抑制和肾毒性;与靶向 DNA 聚合酶的药物无交叉耐药
单纯疱疹病毒	阿昔洛韦	每 8 小时静脉注射 10mg/kg	阿昔洛韦口服制剂生物利用度低,轻度至中度疾病可以用伐昔洛韦(阿昔洛韦的口服前药)或泛昔洛韦(喷昔洛韦的口服前药)治疗
水痘-带状疱疹病毒	阿昔洛韦	每 4~6 小时静脉注射 10mg/kg	阿昔洛韦口服制剂生物利用度低,轻度至中度疾病可以用伐昔洛韦(阿昔洛韦的口服前药)或泛昔洛韦(喷昔洛韦的口服前药)治疗

（二）SCAP 常见致病细菌及其推荐药物

细菌	耐药风险	推荐药物（耐药风险高）	推荐药物（耐药风险低）
肺炎链球菌	曾使用大环内酯类、β-内酰胺类和喹诺酮类等抗生素	β-内酰胺类+大环内酯类/喹诺酮类 头孢噻肟、或厄他培南、或氨苄西林-舒巴坦+阿奇霉素或左氧氟沙星	β-内酰胺类 喹诺酮类
金黄色葡萄球菌	既往 MRSA 感染或定植病史、既往抗生素使用、反复皮肤感染或重症肺炎	糖肽类 利奈唑胺	β-内酰胺类 喹诺酮类
流感嗜血杆菌/卡他莫拉菌	近期抗生素暴露史、高龄、误吸、入住医疗机构以及基础心肺疾病	头孢菌素 大环内酯类 氟喹诺酮类	阿莫西林/克拉维酸 氨苄西林/舒巴坦 头孢菌素 大环内酯类 氟喹诺酮类
肠杆菌	既往有 ESBL(超广谱β-内酰胺酶)感染、低体重、心血管疾病和过去 12 个月内有住院史	头霉素类 哌拉西林/他唑巴坦 厄他培南	头霉素类 哌拉西林/他唑巴坦 头孢哌酮/舒巴坦

细菌	耐药风险	推荐药物 （耐药风险高）	推荐药物 （耐药风险低）
铜绿假单胞菌	有肺部结构性疾病、严重的慢性阻塞性肺疾病、使用皮质类固醇、既往接受过抗生素治疗或入院时出现脓毒性休克	头孢吡肟 亚胺培南 美罗培南 哌拉西林 - 他唑巴坦 + 环丙沙星或左氧氟沙星	哌拉西林 / 他唑巴坦 头孢哌酮 / 舒巴坦 头孢他啶
军团菌 支原体 衣原体	我国支原体和衣原体对大环内酯类药物耐药率高	氟喹诺酮类 氟喹诺酮类 + 大环内酯类	氟喹诺酮类 大环内酯类 四环素类

SCAP 常见革兰氏阳性菌、革兰氏阴性菌、非典型病原体耐药性感染的高危因素及抗菌药物推荐

（三）SCAP 常见致病真菌及其推荐药物

真菌类型	抗感染药物	注意事项
曲霉	首选： √ 伏立康唑：负荷剂量 400mg（6mg/kg）q.12h（首日），维持剂量 200mg（4mg/kg）q.12h 备选： √ 艾沙康唑：负荷剂量 200mg q.8h（前 48 小时），维持剂量 200mg q.d. √ 泊沙康唑：优选静脉制剂或肠溶片，负荷剂量 300mg q.12h（首日），维持剂量 300mg q.d.。如均无法获取，也可选择泊沙康唑口服混悬液 200mg q.6h √ 两性霉素 B 脂质体：3~5mg/（kg·d） √ 两性霉素 B 胆固醇硫酸酯复合物：3~4mg/（kg·d） √ 两性霉素 B 脱氧胆酸盐：滴定给药至 0.6~0.7mg/（kg·d） √ 合并气道受累的患者可使用两性霉素 B 雾化	√ 疗程至少 6~12 周 √ 推荐对所有使用伏立康唑、泊沙康唑混悬液者进行治疗药物浓度监测（TDM，以下均为谷浓度）： 伏立康唑：0.5~5mg/L 泊沙康唑：>1mg/L 艾沙康唑：不需常规 TDM，但特殊人群，如重症、体外生命支持、难以治疗的深部感染（如中枢神经系统）、有潜在药物相互作用或极端异常体重者需监测。德国血液肿瘤学会共识推荐血药浓度范围为 2~5μg/ml
隐球菌	HIV 合并中枢神经系统感染： 诱导期： √ 两性霉素 B 脂质体 3~4mg/（kg·d）+ 氟胞嘧啶 100mg/（kg·d），疗程至少 2 周 √ 单剂两性霉素 B 脂质体 10mg/kg*+ 氟胞嘧啶 100mg/（kg·d），疗程至少 2 周 √ 两性霉素 B 脂质体不可及时方案：两性霉素 B 脱氧胆酸盐 1mg/（kg·d）+ 氟胞嘧啶 100mg/（kg·d），第 1 周 + 大剂量氟康唑 1 200mg/d，第 2 周 巩固期： √ 氟康唑 800mg/d，8 周，后 200mg/d 维持治疗	具体用药方案及疗程与是否存在基础病、是否累及中枢神经系统、是否为播散性疾病及疾病严重程度等相关，需根据患者具体情况个体化用药
	器官移植患者合并中枢神经系统感染： 诱导期： √ 两性霉素 B 脂质体 3~4mg/（kg·d）+ 氟胞嘧啶 100mg/（kg·d），疗程至少 2 周 巩固期： √ 氟康唑 6~12mg/（kg·d），8 周，后 200~400mg/d 维持 6~12 个月 轻到中度症状、无弥漫性肺浸润、无全身播散的隐球菌肺炎或其他单一部位的隐球菌感染（无免疫抑制危险因素）：氟康唑 400mg/d，6~12 个月 隐球菌所致 SCAP、播散性隐球菌感染及隐球菌血症：按隐球菌性脑膜炎方案治疗	具体用药方案及疗程与是否存在基础病、是否累及中枢神经系统、是否为播散性疾病及疾病严重程度等相关，需根据患者具体情况个体化用药

真菌类型	抗感染药物	注意事项
肺孢子菌	**首选:** √ 复方磺胺甲噁唑(SMZ-TMP):SMZ 15~20mg/(kg·d),TMP 75~100mg/(kg·d),分 3~4 次口服或静点(简便算法:患者公斤体重 /5= 总片数,分 3~4 次口服) **备选:** √ 克林霉素 600mg q.8h 静脉滴注 + 伯氨喹 30mg q.d. 口服 √ 喷他脒[4mg/(kg·d)静脉滴注]:在胰腺移植患者应避免应用,防止细胞坏死 √ 卡泊芬净(首剂 70mg,维持剂量 50mg q.d. 静脉滴注):仅对肺孢子菌的包囊期有效,在重症患者中可与 SMZ-TMP 联用	√ 疗程至少 21 天 √ 磺胺过敏者可应用脱敏疗法后继续应用,而非选用二线用药方案 √ HIV 合并重症肺孢子菌肺炎(未吸氧时 PaO$_2$<70mmHg 或肺泡 - 动脉血氧分压差 >35mmHg),推荐加用糖皮质激素治疗,且推荐 72 小时内应用,方案为:泼尼松 40mg q.12h,5 天→ 40mg q.d.,5 天→ 20mg q.d.,11 天 √ 非 HIV 合并重症肺孢子菌肺炎激素应用与否尚无循证医学证据
毛霉	**首选:** √ 两性霉素 B 脂质体:5mg/(kg·d),中枢神经系统受累者 10mg/(kg·d) **备选:** √ 艾沙康唑:负荷剂量 200mg q.8h(前 48 小时),维持剂量 200mg q.d. √ 泊沙康唑静脉制剂或肠溶片:负荷剂量 300mg q.12h(首日),维持剂量 300mg q.d. √ 两性霉素 B 胆固醇硫酸酯复合物:5~6mg/(kg·d) √ 泊沙康唑口服混悬液:200mg q.6h √ 资源有限地区可选两性霉素 B 脱氧胆酸盐:1~1.5mg/(kg·d)	√ 及时、积极、边缘清晰的手术清创对于治愈毛霉病至关重要 √ 肾功能不全或两性霉素 B 脂质体不耐受 / 不可及时,艾沙康唑与泊沙康唑可作为治疗选择 √ 由于泊沙康唑和艾沙康唑的隔室渗透性较低,因此在眼部或中枢神经系统受累情况下应谨慎使用
镰刀菌	**首选:** √ 两性霉素 B 脂质体:5~10mg/(kg·d) √ 两性霉素 B 脂质体不可及时,两性霉素 B 脱氧胆酸盐:1~1.5mg/(kg·d) **备选:** √ 泊沙康唑或伏立康唑:用法及剂量同曲霉	√ 血液系统恶性肿瘤患者仅次于曲霉及接合菌的第三大侵袭性霉菌感染的病原 √ 强调外科清除局部病灶,治疗困难,疗程至少 4 个月 √ 可引起角膜、皮肤、指(趾)甲、肺、骨及播散性感染 √ 对棘白菌素类天然耐药,部分菌株(腐皮镰刀菌、轮枝养镰刀菌)可对唑类耐药 √ 因药敏各异,在等待结果时可考虑联用两性霉素 B 和伏立康唑
青霉菌 (马尔尼菲篮状菌)	**首选:** √ 两性霉素 B 脂质体:3~5mg/(kg·d)或两性霉素 B 脱氧胆酸盐:0.5~0.7mg/(kg·d),2 周→伊曲康唑口服液:负荷剂量 200mg q.8h(前 48 小时),维持剂量 200mg q.12h,10 周 **备选:** √ 伊曲康唑静脉制剂:负荷剂量 200mg q.12h(前 48 小时),维持剂量 200mg q.d. √ 伏立康唑:负荷剂量 400mg(6mg/kg) q.12h(首日),维持剂量 200mg(4mg/kg) q.12h,2 周,后序贯伊曲康唑口服或伏立康唑口服,共 10 周	√ HIV 完成疗程后应继续伊曲康唑口服液预防 √ 感染患者均为免疫抑制宿主,是东南亚 HIV 仅次于结核和隐球菌脑膜炎的第三种常见机会性感染

注:虽然下呼吸道标本中念珠菌阳性较常见,但由于念珠菌所致 SCAP 比例较低,因此未包含念珠菌的抗真菌治疗。* 最新证据支持低收入国家高剂量两性霉素 B 脂质体方案。

（四）抗炎及免疫调节治疗在 SCAP 中的应用推荐

药物	适用人群	不适用人群	用法用量
糖皮质激素	① SCAP 合并感染性休克 ② SCAP 合并高炎症反应（CRP>150mg/L） ③免疫正常宿主的 SCAP	①流感 ②免疫抑制宿主	①甲强龙 0.5mg/kg q.12h，5 天 ②氢化可的松 200mg q.d.，8 天或 14 天 ③新冠肺炎患者首选地塞米松 6mg q.d.，7~10 天
托珠单抗	单纯新冠病毒性肺炎	非新冠病毒感染的其他 SCAP	8mg/kg，单次不超过 800mg
免疫球蛋白（trimodulin，国内尚未上市）	CRP ≥ 70mg/L、IgM≤0.8g/L或两者兼有的 SCAP	NA	42mg/（kg·d）q.d.，5 天

八、SCAP 抗感染疗效评估

抗感染疗效评估对于及时调整诊治方案至为重要。是一个综合性的过程，包括患者的临床症状、体征、实验室检查和影像学检查等。

（1）临床症状和一般情况：SCAP 较重，主诉困难，初期表现不敏感。

（2）生命体征：生命体征逐渐平稳，尤其是血压稳定、血管活性药物剂量减少，提示抗感染有效。

（3）炎症反应状态：包括体温及 WBC/ 中性粒细胞比例、CRP、PCT 等客观生物标志物指标，动态监测更有价值；痰的性状及量改善提示抗感染有效，气管镜协助判断气道炎症状态更准确。

（4）血气与呼吸力学：氧合指数及通气功能指标改善提示治疗有效，其中氧合指数更敏感。

（5）影像学检查：胸部 X 线或 CT 显示病变范围缩小或吸收，提示治疗有效；床旁胸片敏感性差；影像学变化比反映炎症反应状态的指标变化慢。

（6）微生物学：变化相对较慢，定量培养结果的动态变化有助于判断疗效。

评估的时机很关键，通常需要在治疗过程中动态进行。一般在开始治疗后的 24~48 小时内进行首次评估，以了解患者对治疗的初步反应，之后可根据病情的变化动态评估。

九、抗感染疗效不佳的原因分析及处理思路

SCAP 诊断建立后经验性 / 针对性应用抗感染治疗常会遇到疗效不佳的情况，具体评估时机及方法参见前一节。分析初始抗感染治疗效果不佳的原因，除诊断偏差外（如初始治疗未覆盖的病原体或耐药菌，或者非感染性疾病），仍需从"感染三角"作为切入点逐步分析。

抗感染疗效不佳的原因分析及处理思路

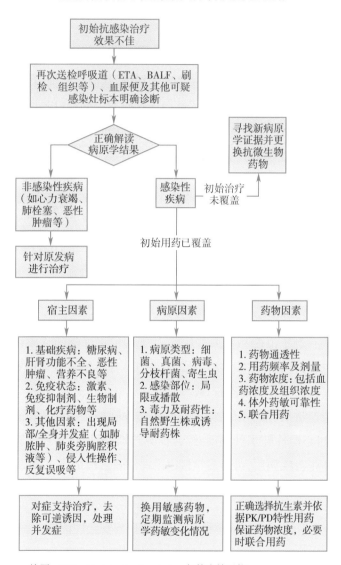

缩写：ETA：Endotracheal aspirate，气管内抽吸物；
BALF：Bronchoalveolar Lavage Fluid，支气管
肺泡灌洗液；PK/PD：药代/药效动力学

十、肺活检

(一) 肺活检在 SCAP 诊断与鉴别诊断中的作用

肺活检组织标本对于诊断不明确、病原学鉴别困难、经验性抗感染治疗无效或肺内病灶快速进展难以解释的 SCAP/VAP 患者具有重要诊断及鉴别诊断价值。除鉴别非感染性疾病外,在传统培养方式难以明确和 / 或 BALF 等下呼吸道样本培养阴性的情况下,可选择肺组织活检进一步寻找感染证据,必要时可送检肺组织 NGS 以明确病原类型。

常见非感染性疾病的影像学特征及肺活检病理表现

(二) SCAP 肺活检的时机

对于拟诊 SCAP 的患者,如无法根据详细的临床病史、可获取的实验室检查结果、胸部影像学特征及常规支气管镜检查明确诊断,或经验性抗感染治疗无效,或疾病快速进展无法用原诊断解释,在排除肺外疾病累及肺脏(如心源性肺水肿、肝肺综合征等)及肺栓塞伴出血性肺不张等疾病后,可行多学科讨论评估肺活检指征,并开展肺活检操作。

(三) SCAP 肺活检的方法选择与安全性评估

1. ICU 常用肺活检技术分类

(1)经皮肺穿刺活检:CT 引导下经皮肺穿刺活检、超声引导下经皮肺穿刺活检。

(2)经支气管镜肺活检:经支气管肺活检(TBLB)、经支气管冷冻肺活检(TBCB)。

(3)经胸腔镜(VATS)肺活检。

(4)外科开胸肺活检。

临床需根据患者基本情况、病变性质及分布特点(实变或弥漫、中央或周围性分布)、呼吸支持方式及转运风险、可开展的操作技术、并发症的处理条件等,综合选择肺活检方式。

不同活检方式的技术对比

项目	病灶选择	优势	不足	取材大小	主要并发症
CT引导下经皮肺活检	多选择实性结节或团块影,穿刺路径可经过含气肺组织	组织标本较大,诊断价值较高;严重咯血及支气管胸膜瘘发生率低;可立即发现气胸;术前完善胸部增强CT可减少出血风险	标本质量与操作者经验直接相关;气胸发生率高;少数情况下可发生致死性出血或空气栓塞	较小,多为细长条状	咯血;气胸;空气栓塞
超声引导下经皮肺活检	胸膜下实变影;局灶片状实变影伴胸膜受累	严重咯血及支气管胸膜瘘发生率低;可立即发现气胸;适合于胸膜受累的病灶活检	标本质量与操作者经验直接相关;气胸发生率高;病灶不累及胸膜时超声显示不佳	较小,多为细长条状	咯血;血胸;气胸

项目	病灶选择	优势	不足	取材大小	主要并发症
TBLB	适合大多数病灶，无导航时不适合外周病变活检	适合多种病灶；可以进行支气管黏膜活检；操作简单	组织块小；盲检时阳性率相对较低	小	气胸；咯血
TBCB	双肺弥漫病变；目标病变以磨玻璃影、实变为主	组织标本较大，诊断价值较高；可提前预置球囊封堵支气管；适用于弥漫病变及磨玻璃影	出血风险相对较高；需要全麻	较大	大咯血；气胸；支气管胸膜瘘
胸腔镜下肺活检	适合大多数病灶	取材标本大，诊断价值高	需要全麻；需要外科协助；术中单肺通气；胸膜病变重、出血风险高患者不适用	大	咯血；气胸；支气管胸膜瘘；拔管困难
外科开胸肺活检	适合大多数病灶	取材标本大，诊断价值高；胸膜病变重、出血风险高患者可选择开胸肺活检	需要全麻；需要外科协助；手术创伤大，术后并发症及死亡发生率较高，住院时间相对延长	大	咯血；气胸；支气管胸膜瘘；拔管困难

危重症患者肺活检操作流程

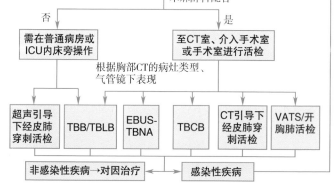

2. 肺活检禁忌证

(1)严重凝血功能异常:血小板 $<60 \times 10^9/L$,PT 延长超过 3~5 秒,APTT 在正常值范围 1.5 倍以上,或使用抗血小板药物及抗凝药物,且停药时间未达标。

(2)合并严重脏器功能不全,如严重肺动脉高压、循环不稳定等,预计无法耐受活检。

(3)目前的呼吸支持条件仍无法满足通气和氧合需求,且不具备进一步提高呼吸支持水平的条件。

(4)严重神经精神症状或躁动状态且存在全麻禁忌,无法配合活检操作。

(5)无法获取知情同意。

3. 肺活检操作前安全性评估

(1)获取详细的病史、基础疾病及用药情况(如抗凝及抗血小板药物等)。

(2)完善胸部 CT 明确病灶性质及分布特点,必要时行增强 CT 评估病灶血供情况。

(3)完善凝血功能评估(PT、APTT 及外周血血小板计数等)。

(4)高危因素筛查:对于高龄及具有肺活检危险因素的高危人群,需再次评估活检获益及风险比,优先选择无创诊断手段,如必须开展肺活检,建议优化术前术后应急预案及术前准备,细化术后管理方案,并加强病情沟通。

第三章
医院获得性肺炎 /
呼吸机相关肺炎
规范诊疗

一、拟诊 HAP/VAP

HAP 是指患者住院期间没有接受有创机械通气、未处于病原感染的潜伏期，而于入院 48 小时后新发生的肺炎。

VAP 是指气管插管或气管切开患者在接受机械通气 48 小时后至撤机拔管后 48 小时内发生的肺炎。

拟诊 HAP/VAP

同时符合发病时间 + 影像学表现 + 至少 2 种临床表现	
发病时间	HAP：住院期间没有接受有创机械通气、未处于病原体感染的潜伏期，入院 48 小时后新发肺炎 VAP：接受机械通气 48 小时后至撤机、拔管后 48 小时内病情变化，即最小 PEEP 每天增加 ≥ 3cmH$_2$O 或 FiO$_2$ 每天增加 ≥ 20%
影像学表现	胸部 X 线或 CT 显示新发或进展性的浸润影、实变影或磨玻璃影
临床表现	1. 发热，体温 >38℃
	2. 气管、支气管内出现脓性分泌物
	3. 外周血白细胞计数 >10 × 10^9/L 或 <4 × 10^9/L

二、HAP/VAP 的经验性抗感染治疗

（一）常见 HAP/VAP 病原学及耐药风险评估

1. 常见 HAP/VAP 病原学及耐药菌分离情况

我国 HAP/VAP 患者常见细菌的分离率见前文所述。

CHINET 和 CARSS 数据显示的各种标本中(血、尿、痰等)耐药菌分离率

菌种	分离率
耐碳青霉烯鲍曼不动杆菌(CRAB)	53.4%~71%
耐碳青霉烯铜绿假单胞菌(CRPA)	16.6%~17%
耐碳青霉烯肠杆菌科细菌(CRE)	9.7%~10%
耐碳青霉烯肺炎克雷伯菌(CRKP)	6.4%~11.3%
产 ESBLs 肺炎克雷伯菌	27.7%~40.9%
产 ESBLs 大肠埃希菌	48.6%~51%
耐甲氧西林金黄色葡萄球菌(MRSA)	28.7%~28.9%

2. HAP/VAP 耐药风险评估

HAP/VAP 中 MDR 菌感染的危险因素

分类	MDR 菌感染危险因素
确切的耐药危险因素	
HAP	前 90 天内曾静脉使用过抗菌药物
VAP	前 90 天内曾静脉使用过抗菌药物
	住院 5 天以上发生的 VAP
	病情危重、合并感染性休克
	发生 VAP 前有 ARDS
	接受持续肾脏替代治疗
可能的耐药危险因素	
HAP/VAP	有 MDR 菌感染或定植史
	反复或长期住院病史
	入住 ICU
	存在结构性肺病

分类	MDR 菌感染危险因素
HAP/ VAP	重度肺功能减退
	接受糖皮质激素,或免疫抑制剂治疗,或存在其他类型免疫抑制
	在耐药菌高发的医疗机构住院
	皮肤黏膜屏障破坏(如气管插管、留置胃管或深静脉导管等)

不同种类 MDR 菌感染相对特异的危险因素

MDR 菌种类	MDR 感染相对特异的危险因素
产 ESBLs 肠杆菌科细菌	有产 ESBLs 菌感染或定植史 近 90 天内曾经使用三代头孢菌素
MRSA	呼吸道存在 MRSA 定植 所在医疗单元内 MRSA 分离率高
铜绿假单胞菌	皮肤黏膜屏障破坏;免疫功能低下 慢性结构性肺病;重度肺功能减退
鲍曼不动杆菌	严重基础疾病 鲍曼不动杆菌定植
CRE	CRE 定植 近 90 天内使用过碳青霉烯类药物 高龄;病情危重 外科手术

(二) HAP/VAP 的经验性抗感染治疗

1. 原则

经验性抗感染治疗决策应以患者病情的严重程度、耐药风险及最可能的病原体进行选择。

2. 时机

拟诊 HAP/VAP 患者应尽早留取下呼吸道标本并启动经验性抗感染治疗,之后根据所检出病原体及其耐药或药敏情况调整抗感染治疗方案。

3. HAP/VAP 经验性抗感染治疗方案选择临床思路

HAP/VAP 经验性抗感染治疗流程

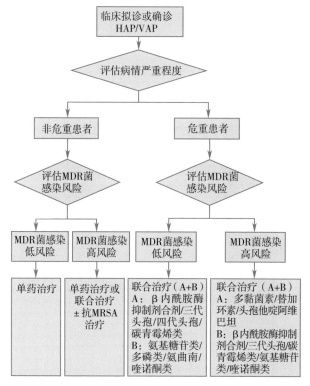

危重患者定义为:①需要气管插管机械通气治疗;②感染性休克经积极液体复苏后仍需要血管活性药物治疗;③ APECH Ⅱ 评分 ≥ 14 分;④ SOFA 评分 ≥ 4 分。呼吸道存在 MRSA 定植或 MRSA 分离率高的医疗单元患者,建议经验性覆盖 MRSA 治疗。

4. HAP/VAP 经验性抗感染治疗方案

HAP/VAP 经验性抗感染治疗方案推荐

可能的致病菌	非危重患者		危重患者	
	MDR 感染低风险 单药治疗	MDR 感染高风险 单药或联合治疗方案	MDR 感染低风险 联合治疗方案	MDR 感染高风险 联合治疗方案
革兰氏阴性菌单药治疗方案	哌拉西林 / 他唑巴坦 氨苄西林 / 舒巴坦 阿莫西林 / 克拉维酸钾 头孢西丁 头孢他啶 头孢哌酮 / 舒巴坦 头孢吡肟 拉氧头孢 左氧氟沙星	哌拉西林 / 他唑巴坦 头孢他啶 头孢哌酮 / 舒巴坦 头孢吡肟 美罗培南 亚胺培南 厄他培南	哌拉西林 / 他唑巴坦 头孢他啶 头孢哌酮 / 舒巴坦 头孢吡肟 美罗培南 亚胺培南 厄他培南	多黏菌素 B 或多黏菌素 E 替加环素 头孢他啶 / 阿维巴坦

可能的致病菌	非危重患者		危重患者	
	MDR 感染低风险 单药治疗	MDR 感染高风险 单药或联合治疗方案	MDR 感染低风险 联合治疗方案	MDR 感染高风险 联合治疗方案
革兰氏阴性菌联合治疗方案		上述单药联合以下一种药物：①氨基糖苷类（阿米卡星、庆大霉素）②多磷类药物（磷霉素）③单环β-内酰胺类（氨曲南、左氧氟沙星）④喹诺酮类（环丙沙星、左氧氟沙星）	上述单药联合以下一种药物：①氨基糖苷类（阿米卡星、庆大霉素）②多磷类药物（磷霉素）③单环β-内酰胺类（氨曲南）④喹诺酮类（环丙沙星、左氧氟沙星）	上述单药联合以下一种药物：①β-内酰胺酶抑制剂合剂（哌拉西林/他唑巴坦、头孢哌酮/舒巴坦）②碳青霉烯类（美罗培南、亚胺培南、厄他培南）③氨基糖苷类（阿米卡星）④喹诺酮类（环丙沙星、左氧氟沙星）
MRSA		①糖肽类（万古霉素、去甲万古霉素、替考拉宁）②噁唑烷酮类（利奈唑胺）		①糖肽类（万古霉素、去甲万古霉素、替考拉宁）②噁唑烷酮类（利奈唑胺）

三、鉴别诊断与相关检查

(一) HAP/VAP 的生物标志物

特异性的生物标志物有助于早期诊断、预后评估及指导治疗,但不同重症肺炎,病原学背景不同、患者自身免疫反应也有所不同,因此生物标志物的临床特征是不同的。具体可参见 SCAP 相关部分。

(二) 胸部 CT 检查的应用时机与安全性评估

床旁胸片是 ICU 首选影像学检查方式,但对于临床拟诊 HAP/VAP 的患者,胸部 CT 检查在识别肺部浸润影方面比床旁胸片更敏感。胸片诊断 HAP 的灵敏度为 60%,确定是否存在 VAP 的敏感性为 25%,特异性为 75%。尤其是存在基础肺部疾病的患者,由于原发病灶的干扰,胸片往往无法早期识别新发渗出影,不能精准定位感染部位或范围。胸部 CT 检查可为 HAP/VAP 患者提供详细影像学信息,有助于评价抗感染治疗效果。

建议在有肺部疾病,床旁胸片检查无法明确病灶部位或范围,或拟气管镜检查获取病原学标本,或初始抗感染治疗失败的 HAP/VAP 患者中实施胸部 CT 检查。

（三）病原学检查

1. 病原学检查标本的选择

（1）呼吸道标本：包括痰、鼻咽吸引物或 ETA、BALF、PSB。应尽量获取合格的下呼吸道标本，并在抗生素应用前送检。①如无行气管镜禁忌证，应尽量行气管镜获取；②如有人工气道，无气管镜条件，可以 ETA 替代；③以下情况可用痰液替代：无法行气管镜，且无人工气道；痰液较多可自行咳出或通过痰诱导可获得合格标本。每周留取 2 次的气道分泌物培养，有助于预测 VAP 的病原学。

（2）血液标本：在寒战或发热初起时进行，抗菌药物应用前采集最佳。成人每次应采集 2~3 套，每套常规在不同穿刺点进行采集。从统一穿刺点采集的血液标本分别注入需氧瓶和厌氧瓶，每瓶采血量为 8~10ml。

（3）胸腔积液标本：在胸腔穿刺术或首次置管时留取标本结果更加可靠。

2. 病原学检查项目

拟诊 HAP/VAP 时需着重针对细菌尤其是耐药菌进行下呼吸道标本病原学检查，积极送检细菌涂片、培养及药敏。需强调规范留取痰、ETA 或 BALF 标本，注意质控。危重或疑难患者可考虑酌情留取下呼吸道或血液标本送检 tNGS 或 mNGS。需对 NGS 阳性结果审慎解读。若考虑特定病原体(病毒、真菌、非典型病原体或分枝杆菌)院内感染，可考虑送检相应抗原、抗体、单重/多重 PCR 等检测。具体细节可参见 SCAP 送检项目(以细菌为主)。

3. 泛耐药细菌的精准治疗检测方法

(1)药敏表型检测:对于泛耐药细菌,MIC 测试可确定耐药菌对抗生素的敏感性。

(2)酶学表型检测:以碳青霉烯酶为例,产碳青霉烯酶是肠杆菌目细菌对碳青霉烯类药物耐药的最主要机制。按照 Ambler 分子分类方法,碳青霉烯酶可分为 A、B、D 三类。

碳青霉烯酶表型、基因型分类及可选择药物参考

分类	表型	基因型	可选择药物
A 类	丝氨酸碳青霉烯酶	KPC、SME、IMI、NMC、GES 等	产酶菌株通常仅对替加环素、多黏菌素、头孢他啶 - 阿维巴坦、氨曲南 - 阿维巴坦和美罗培南 - 韦博巴坦等敏感
B 类	类金属 β- 内酰胺酶	NDM、IMP、VIM、GIM、SPM 等	产酶菌株通常仅对替加环素、多黏菌素和氨曲南 - 阿维巴坦等敏感,少数单产金属酶菌株对氨曲南敏感
D 类	丝氨酸碳青霉烯酶	OXA-48(包括 OXA-181 和 OXA-232)	产酶菌株通常仅对替加环素、多黏菌素、头孢他啶 - 阿维巴坦和氨曲南 - 阿维巴坦敏感

(3)基因型检测:以碳青霉烯酶为例,A 类以 KPC 型为主,B 类以 NDM 型为主,D 类以 OXA-48 型为主。

4. 结合 PK/PD 进行血药浓度监测实现个体化给药方案。

5. 抗生素联合药敏试验

在药物选择有限的情况下,抗生素联合药敏试验有助于制定精准的抗感染治疗方案。例如,对单药治疗反应差,传统的药敏试验提示全耐药或有限的药物选择等情况。

四、HAP/VAP 的目标治疗

HAP/VAP 的目标治疗需根据培养及药敏结果进行抗调整,应遵循如下基本原则:①根据患者高危因素、临床表现、标本质量等充分评估培养阳性病原体是否为致病菌;②对于培养阳性的病原体进行规范的药敏检测,要求进行 MIC 值测定;③对抗菌药物选择困难的耐药菌进行联合药敏试验,筛选有效的抗菌药物联合治疗方案;④临床医生、临床药师和临床微生物医生密切配合,根据感染部位、结合患者病理生理特点、依据 PK/PD 选择合适药物、合适给药剂量和用药方式;⑤必要时进行联合治疗。CRO 所致肺部感染的治疗时,如选择多黏菌素类静脉治疗,建议辅助多黏菌素(首选 CMS)雾化吸入治疗。

耐药菌所致 HAP/VAP 的目标抗感染治疗方案

病原体	首选	次选	备注
耐碳青霉烯铜绿假单胞菌(CRPA)	①多黏菌素为基础,联合以下方案:氨基糖苷类/喹诺酮类②头孢他啶/阿维巴坦敏感的患者可单药治疗	头孢地尔(金属酶阳性时首选)	①对于任何碳青霉烯类不敏感但对传统β内酰胺类敏感的 PA,建议使用传统β内酰胺类,采用大剂量延长输注方式②吸入性药物应用目标治疗时,主要为氨基糖苷类和多黏菌素类,通常在全身治疗基础上应用

病原体	首选	次选	备注
耐碳青霉烯肺炎克雷伯菌(CRKP)	① KPC 酶阳性的患者,首选头孢他啶/阿维巴坦单药治疗 ② 金属 β 内酰胺酶阳性或有金属酶阳性风险的患者可采用头孢他啶阿维巴坦+氨曲南的方案	① 多黏菌素+依拉环素/替加环素 ② 依拉环素/替加环素+碳青霉烯(MIC≤8mg/L) ③ 头孢地尔	① 替加环素不建议单独用于 CRE 肺炎的治疗,需要联合用药 ② 多黏菌素 B 和黏菌素均不推荐单独用于 CRE 的治疗
耐碳青霉烯鲍曼不动杆菌(CRAB)	以大剂量舒巴坦(6~9g/d)为基础的联合治疗方案: ①+多黏菌素或 ②+替加环素/依拉环素	① 多黏菌素+替加环素/依拉环素 ② 头孢地尔单药或联合用药	① 不建议使用大剂量、持续输注的美罗培南或亚胺培南-西司他丁治疗 CRAB 感染 ② 若舒巴坦单药不可及,可使用氨苄西林舒巴坦替代,但需保证舒巴坦剂量

五、HAP/VAP 抗感染疗效评估与疗程

(一) 疗效评估

经验性治疗 48~72 小时应进行疗效评估。疗效评估需结合患者的临床症状和体征、影像学改变、生物标志物等实验室检查综合判断。获得明确的病原学结果后,应尽早转为目标治疗或降阶梯治疗(由联合治疗转为单药治疗,或由广谱抗菌药物转为窄谱抗菌药物)。

临床病情	病原学结果	处理措施
迅速好转	病原菌培养获得有意义的阳性结果	改为目标治疗
稳定	无脓毒症或病原菌培养阴性	试停抗菌药物进行观察
无改善	病原菌培养阳性	仔细评估阳性结果的临床意义，以及患者是否存在并发症或其他部位感染，从而调整抗菌药物治疗方案（根据抗菌谱是否覆盖、有无耐药、体内疗效与体外敏感性是否一致、抗菌药物的 PK/PD 等因素）
	病原菌培养阴性	需要拓宽诊断思路，进一步完善病原学检测和对非感染性疾病的相关检查

（二）HAP/VAP 抗感染治疗的疗程

HAP/VAP 抗感染疗程一般为 7~8 天，不建议因耐药表型而延长抗感染治疗时间。抗感染治疗疗程应以有效的目标治疗开始计算，错误的经验性治疗时间不纳入计算。抗感染治疗疗程应结合宿主免疫状态、感染灶控制情况等决定。免疫抑制、合并肺部结构破坏的患者可适当延长至 10~14 天。

在同时符合以下情况时，可尝试在全身抗菌治疗的基础上联合吸入性抗菌药物治疗：① HAP/VAP 是由 MDR 肺炎克雷伯菌、铜绿假单胞菌、鲍曼不动杆菌等所致；②单纯全身用药肺炎部位药物分布不足，疗效不佳；

③选择的拟吸入的抗菌药物对致病菌敏感。可用于吸入的抗菌药物主要为氨基糖苷类(包括妥布霉素和阿米卡星)和多黏菌素。吸入性抗菌药物的疗程为14天或至脱机。

(三) 抗菌药物的停药指征

根据患者的临床症状和体征、影像学和实验室检查(特别是 PCT)等结果决定停药时机,可以结合临床判断来决定疗程持续时间。

六、抗感染疗效不佳的原因分析及处理思路

参照前文 SCAP 相关流程

七、HAP/VAP 的非药物治疗

(一) 气管切开

气管切开可以提高患者舒适度和减少镇静剂的使用,有助于重症患者的肺复张。早期气管切开(机械通气开始后 7 天内行气管切开术)与较低的 VAP 发生率、更短的机械通气和 ICU 住院时间相关。因此,对于预计机械通气时间超过 7 天的患者,建议早期气管切开以降低 VAP 的发生率,促进 VAP 的预防和治疗。

经皮扩张气管切开术(PDT)已被证明可有效预防喉部并发症,如黏膜糜烂、瘢痕形成、狭窄、喉返神经损伤、永久声带和上呼吸道损伤等,是 ICU 内首选的气管切开

术式。支气管镜引导下的 PDT 可进一步提高手术安全性并降低并发症。

（二）下呼吸道分泌物清除

重症肺炎患者下呼吸道分泌物清除的基本操作包括基于临床需要的气道抽吸和提供足够的气道湿化。除此之外，还有一些额外的下呼吸道分泌物清除策略，包括振动排痰、体位引流（如俯卧位）和气管镜下辅助吸痰等。

相对禁忌证

（1）血流动力学不稳定（心率 <60 次 /min 或 >130 次 /min，收缩压 <90mmHg 或 >180mmHg，或平均动脉压 <60mmHg 或 >100mmHg）。

（2）不稳定型心绞痛或心律失常。

（3）颅内压 >20mmHg。

（4）活动性出血。

（5）可疑或存在活动性咯血。

（6）未经引流的气胸。

（7）不稳定的深静脉血栓或肺动脉栓塞。

（8）不稳定脊柱、长骨骨折。

（9）不稳定的头颈部损伤。

廓清技术	原理及方法
体位引流	通过调整患者至特定体位,利用重力作用使分泌物引流到中心气道。引流过程中,可结合手法叩击等技巧,如有需要,应鼓励患者做深度、急剧地咳嗽
振动及叩击	双手重叠放置于外胸壁,靠操作者肩部和手臂肌肉用力,及叩击机械原理,在呼气时做快速、细小的胸壁振动、颤动,促使黏痰脱离支气管壁,帮助分泌物排出
高频胸壁振动	通过充气背心等,给患者胸壁提供高频和小容量的气体脉冲。使气道分泌物聚集,利于排出
早期被动活动/主动活动(有氧训练)	体位改变可改善患者通气血流比,减少长期卧床并发症的发生,运动可提高患者肌肉力量和耐量,增加呼气流速、诱发自主咳嗽和过度换气、增加肺泡侧支通气的能力,有助于气道分泌物排出
气道内正压/振动呼气末正压	呼气末应用一定正压维持气道和肺泡开放,产生气道内振荡,促进分泌物排出

主要参考文献